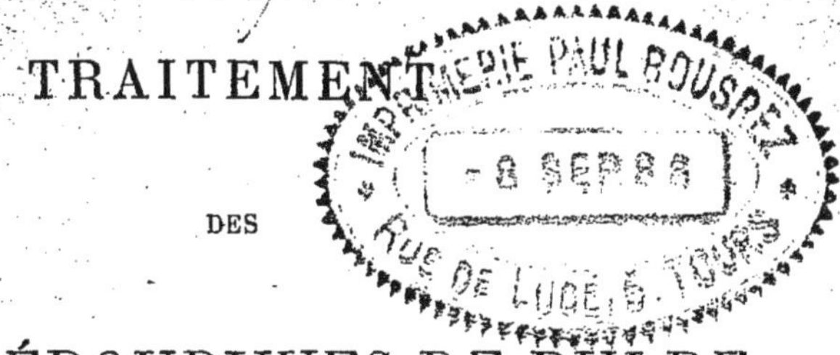

TRAITEMENT

DES

DENTS DÉPOURVUES DE PULPE

MONOGRAPHIE

PUBLIÉE PAR LA SOCIÉTÉ ODONTOLOGIQUE DE CHICAGO

TRADUCTION

DU Dr G. DARIN

Publié par C. ASH et FILS

LONDRES

Succursales: Paris, Berlin, Hambourg, Vienne, Saint-Pétersbourg, Copenhague, Liverpool, Manchester, New-York, Etats-Unis.

PARIS, rue du 4 Septembre

MOTEUR DENTAIRE PERFECTIONNÉ

(*Modèle breveté de M. Parsons Shaw.*)

Ce nouveau moteur dentaire étant en mouvement, permet à l'opérateur d'atteindre les parties malades de la bouche avec plus de facilité qu'avec aucun autre moteur connu.

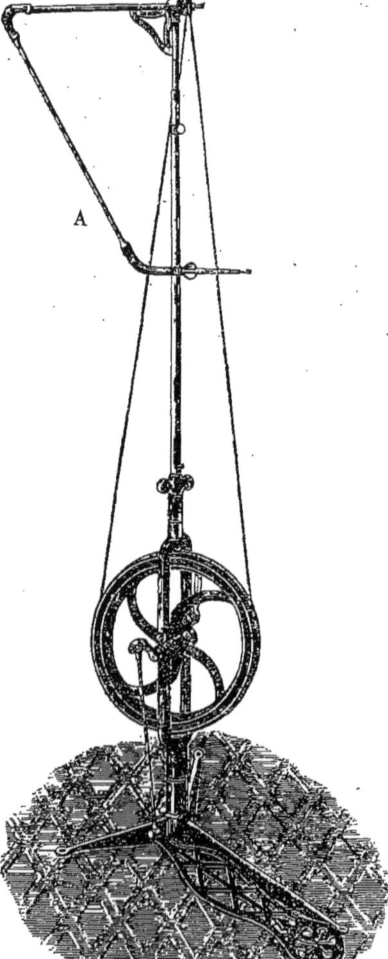

La transmission du mouvement de rotation est assurée par des ressorts à spirales, ce qui facilite d'autant le travail de l'opérateur et constitue la meilleure des machines à fraiser présentées à la profession.

PRIX :

	Fr.	C.
Le moteur laqué et nickelé avec une pièce à main, perfectionnée à douille conique, plus 14 instruments.	225	»
Le même avec pièce à angle droit, aigu ou obtus.	250	»
Le même avec la baguette A, tournant dans un fourreau de métal, en plus.	6	50
La partie supérieure de la machine s'adaptant à tous les autres supports ou volants.	135	»

PIÈCES DE RECHANGE

	Fr.	C.
Pièce à main perfectionnée avec douille conique,	50	»
Angle droit, aigu ou obtus, Chaque	25	»

Les fraises, forets, brunissoirs, mandrins, etc., etc., qui conviennent à l'emploi de cette machine, sont les mêmes que pour la machine à fraiser de S. S. White

TRAITEMENT

DES

DENTS DÉPOURVUES DE PULPE

IMPRIMERIE PAUL BOUSREZ. — TOURS

TRAITEMENT

DES

DENTS DÉPOURVUES DE PULPE

MONOGRAPHIE

PUBLIÉE PAR LA SOCIÉTÉ ODONTOLOGIQUE DE CHICAGO

TRADUCTION DU Dr G. DARIN.

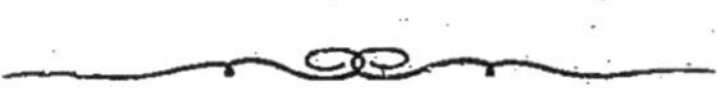

PUBLIÉ PAR C. ASH ET FILS

LONDRES

Succursales { Paris, Berlin, Hambourg, Vienne, Saint-Pétersbourg, Copenhague, Liverpool, Manchester, New-York, Etats-Unis.

PARIS, 22, rue du 4 Septembre

La Société odontologique de Chicago, convaincue de la nécessité d'un manuel consacré au traitement des dents sans pulpe qui doivent rester dans la mâchoire, publie cette Monographie avec l'espoir qu'elle pourra être utile à la profession.

Son but est d'indiquer un mode de traitement simple, mais compréhensif, sans essayer de présenter les diverses autres méthodes de valeur qui ont été conseillées de temps à autre.

Cet ouvrage est dédié à la *Profession dentaire de l'Ouest*.

TRAITEMENT

DES

DENTS DÉPOURVUES DE PULPE

I

NÉCESSITÉ DE TRAITER ET D'OBTURER LES CANAUX RADICULAIRES DES DENTS DÉPOURVUES DE PULPE

La nécessité de conserver le plus de dents possible pour la mastication convenable des aliments et pour favoriser, par suite, la santé générale, est trop évidente pour exiger une démonstration. Si l'on extrayait toutes les dents sans pulpe, l'appareil masticatoire serait, dans bien des cas, à peu près détruit, et il suffit de la perte de l'une ou l'autre des molaires pour nuire manifestement à l'efficacité de cet appareil.

Les dents privées de pulpe, retenues sans être traitées, ne manqueront pas de provoquer tout ou partie des accidents suivants :

Après la mort de la pulpe, il se forme presque toujours un abcès au sommet de la racine, à moins qu'on ait enlevé les débris de l'organe mortifié, et obturé le canal ou les canaux radiculaires. Un abcès alvéolaire chronique peut produire beaucoup ou peu de pus ; mais quand cette sécrétion s'écoule dans la bouche et est avalée incessamment, elle peut déterminer de l'irritation de l'estomac. Le pus peut aussi être résorbé et passer dans la circulation, provoquant ainsi dans certains cas rares un empoisonnement du sang, tandis que sa présence dans la bouche donne à l'haleine une odeur repoussante.

Les dents accompagnées d'abcès sont très souvent tellement sensibles au toucher, que le sujet ne se sert que d'un côté de la bouche pour broyer ses aliments, et bientôt les dents de l'autre côté se recouvrent de tartre, par suite de leur inactivité.

Des abcès qui ont guéri spontanément, peuvent, à tout moment, repasser par les phases inflammatoires, et amener ainsi de grandes souffrances. Les dents affectées de la sorte s'ébranlent souvent et deviennent inutiles ; et, comme conséquence des états pathologiques énumérés ci-dessus, il survient parfois de la carie et de la nécrose du bord alvéolaire qui peuvent léser ou entraîner la perte de dents voisines.

Les dents sont sujettes à perdre leur coloration par suite des altérations chimiques du contenu de la cavité pulpaire et des canalicules de l'ivoire, ou par suite de la pénétration de diverses substances colorantes.

Il peut survenir une exostose de la racine et d'autres désordres qui rendront les dents ainsi affectées sans utilité.

L'importance qu'il y a à prévenir ou éloigner ces diverses conditions morbides, est l'argument propre à démontrer la nécessité de traiter convenablement les dents privées de pulpe.

II

TRAITEMENT DES DENTS TEMPORAIRES DÉPOURVUES DE PULPE

Les pulpes des incisives et molaires temporaires meurent souvent dès la troisème ou la quatrième année. Parfois elles sont détruites par le dentiste. Si l'on n'obture pas les canaux radiculaires de ces dents, il y a bien des chances pour que des abcès se forment au voisinage des racines. L'enfant de quatre à six ans a besoin de ses dents temporaires pour la mastication, non moins que l'homme adulte. Il faut conserver les molaires caduques jusqu'à l'âge de huit à dix ans; si on les extrait plus tôt, les premières molaires permanentes peuvent s'incliner en avant, et les bicuspides qui remplacent les molaires temporaires ont de la tendance à se placer irrégulièrement et à s'entasser ; quelquefois les canines mêmes peuvent se dévier.

Ces raisons font que les dents de lait doivent être conservées jusqu'au moment de leur chute naturelle ; et si, par une cause ou par une autre, leur pulpe devient malade, il importe de ne pas laisser cet organe sans le traiter ; on enlèvera la pulpe et l'on guérira l'abcès ou les abcès, car il peut y en avoir un ou plusieurs qui déversent continuellement dans la bouche un pus capable d'irriter l'estomac ou d'entraîner quelques-unes des conséquences fâcheuses dont nous avons parlé, en l'absence d'un traitement convenable.

Beaucoup d'enfants sont timides ou nerveux ; il faut donc savoir les prendre et les traiter avec douceur et tendresse. La première chose à faire est d'ouvrir la cavité pulpaire ; mais quand une dent est douloureuse au toucher, on doit la laisser tranquille jusqu'à la disparition de sa sensibilité. Il faut ensuite complètement nettoyer la cavité de la carie; après l'enlèvement de la pulpe mortifiée, on imbibé une boulette de coton de la solution suivante (dont la saveur ne saurait être désagréable pour l'enfant).

Acide phénique (solution au 1|20), 30 grammes.
Eau de cannelle ou de menthe poivrée, 60 gouttes.

Cette boulette sera placée dans la cavité pulpaire et recouverte d'un tampon de coton sec ou de caoutchouc mou. Alors, avec un instrument mousse, on exerce de la pression sur le coton ou le caoutchouc jusqu'à ce que le liquide apparaisse à l'orifice de la fistule. Puis on enlève la ouate ou le caoutchouc pour dessécher la cavité ou les canaux. Cela fait, avec un peu de coton enroulé sur une broche, on portera une solution de gutta-percha dans le chloroforme, de consistance crémeuse, dans l'intérieur des canaux radiculaires, et on l'enfoncera jusqu'à leur extrémité par des mouvements de va et vient exécutés avec une broche fine et lisse; après quoi on les remplira avec des cônes de gutta-percha (1). S'il suinte un peu de gutta-percha à l'orifice de la fistule (ce qui arrive fréquemment), il n'y a pas à s'en préoccuper, parce que tout l'excès sera chassé en peu de temps. Il ne reste plus alors qu'à obturer la dent avec de la gutta-percha rouge ou quelque autre substance plastique.

Chaque fois qu'on le peut, il faut appliquer la digue de caoutchouc; dans le cas contraire, des serviettes d'environ 15 cent. de long. sur 10 de large, repliées et serrées autour de la dent, suffiront pour la maintenir sèche.

De semblables opérations peuvent généralement s'exécuter en très peu de minutes, et le traitement ci-dessus est tout ce que réclament les cas en considération (2).

Quand ce traitement est impraticable, ou quand les dents sont sur le point de tomber, il vaut mieux les extraire pour éviter à l'enfant des abcès et les conséquences de la déglutition du pus.

(1) Nous donnerons plus loin le moyen de se servir des cônes en gutta-percha.

(2) Les dents temporaires dépourvues de pulpe, sans ouverture fistuleuse, doivent être traitées comme il sera dit au chapitre V, intitulé Traitement des dents permanentes compliquées d'un abcès borgne.

III

TRAITEMENT DES DENTS PERMANENTES DONT LA PULPE A ÉTÉ RÉCEMMENT DÉVITALISÉE.

La catégorie de cas que nous avons maintenant à considérer est celle des dents permanentes où l'on s'est décidé à détruire la pulpe, ou dont la pulpe a été récemment dévitalisée.

Ce sont les cas les plus simples et où l'opération a le plus de chance de réussir : mais le succès dépend de la minutie et du soin apportés à chacun des temps de l'opération.

L'un des points les plus importants à observer, c'est d'appliquer la digue de caoutchouc chaque fois qu'on le peut, avant de toucher à la cavité de la pulpe et aux canaux radiculaires.

Quand on se propose de détruire la pulpe, il faut, après avoir ajusté la digue, ouvrir largement la cavité cariée et enlever tous les débris (en même temps que la totalité de l'ivoire ramolli, si c'est possible), de façon à mettre la pulpe parfaitement à nu. Puis, on prend une boulette d'ouate ayant environ le volume d'une tête d'épingle, et après l'avoir trempée dans de la créosote pure, on la charge de 10 à 15 millig. d'oxyde d'arsenic ; on la met alors en contact avec la partie exposée de la pulpe, et l'on obture soigneusement la cavité avec du coton humecté de vernis de sandaraque, de manière à n'exercer aucune pression sur la pulpe. Il importe de prendre les plus grandes précautions pour que l'arsenic ne touche pas la gencive.

Ce pansement doit rester en place pendant 24 heures, ou deux jours au plus, après quoi on le retire pour bien nettoyer la cavité. On peut alors abandonner la dent à elle-même jusqu'à ce que la pulpe soit suffisamment dévitalisée pour permettre de l'enlever.

Une fois ce moment arrivé (d'ordinaire une semaine après l'application de l'arsenic), on ajuste la digue et l'on perce dans la couronne une ouverture d'un diamètre suffisant et d'une direction telle que l'on puisse voir les orifices des canaux radiculaires et les aborder aisément. Si la cavité de la carie est convenablement située, c'est à travers elle que l'on fera cette ouverture ; dans le cas contraire, on choisira une autre partie saine de la couronne; mais il faudra toujours avoir soin de se servir de forets ayant trempé dans un liquide désinfectant, tel que l'eugénol ou une solution d'acide phénique à 5 0/0.

Que la chambre pulpaire ait été atteinte par la cavité de la carie ou par une ouverture artificielle, il faut ensuite en agrandir l'orifice externe en ayant soin de conserver l'état naturel des surfaces de la cavité pulpaire au voisinage des orifices des canaux radiculaires. Si l'on a choisi dans ce but la cavité de la carie, on devra la débarrasser des débris et de tout le tissu dentaire altéré par des injections d'eugénol ou d'une solution d'acide phénique au 20e. On retirera alors la pulpe aussi complètement que possible. Pour les dents antérieures, il est généralement facile de le faire à l'aide d'une broche lisse, pourvue d'un crochet à son extrémité. Tout dentiste peut fabriquer lui-même ce genre de broche, et le mieux est de se servir de fils de piano, que l'on réduit à un diamètre variant de 18 à 33 centièmes de millimètre (1).

Il est extrêmement important d'enlever la totalité des débris pulpaires ; pour y réussir, il faut insinuer la broche en suivant l'une des parois du canal, afin de ne pas refouler la masse du tissu avec l'instrument ; quand cela arrive, les opérateurs inexpérimentés laissent souvent une portion ou la totalité de la pulpe, en croyant avoir tout retiré.

Une fois les canaux bien nettoyés, on tord quelques filaments de coton sous forme conique, et après les avoir imbibés d'eugénol ou d'une solution d'acide phénique au 20e, on les tasse dans la racine et l'on fait une obturation provisoire de gutta-percha, qui restera en place pendant deux à trois jours, c'est-à-dire jusqu'à ce que toute sensibilité ait disparu.

(1) On trouvera à l'appendice le mode de préparation des broches avec des fils de piano.

Il ne reste plus qu'à obturer la racine d'une manière permanente avec de la gutta-percha. La meilleure manière de faire cette opération, pour les dents antérieures, est de se servir des cônes destinés à ce but spécial (1). Le canal ayant été bien désséché, on trempe la pointe de l'un de ces cônes dans une solution chloroformique de gutta-percha, et on l'introduit dans le canal aussi loin que possible. Puis, à l'aide d'un instrument assez petit pour pénétrer dans la moitié la plus large du canal et que l'on a chauffé, on enfonce le cône jusqu'à ce que le sujet éprouve un sentiment distinct de pression ; cela fait, on ajoute de nouveaux fragments de gutta-percha et on les tasse avec soin jusqu'à complète obturation du canal.

Ce que nous venons de dire ne s'applique qu'aux dents pourvues de canaux simples ou doubles, et généralement rectilignes. Le traitement des molaires et quelquefois celui des bicuspides présente de plus grandes difficultés, et il y a différents moyens de les surmonter.

Dans les molaires supérieures, le contenu du canal palatin est généralement aussi facile à enlever que celui des canaux des dents antérieures; mais les conduits des racines buccales sont, le plus souvent, si étroits et si tortueux, qu'il est impossible d'y pénétrer librement, même avec des instruments du plus petit calibre. Pour extraire le contenu, les meilleurs instruments sont les broches suisses à cinq pans, de diamètre minimum et faiblement trempées ou même complètement détrempées (2). On les insinue jusqu'à l'extrémité des canaux, et en leur imprimant des mouvements méthodiques de rotation, on parvient à extraire la plus grande partie du contenu radiculaire. Quelquefois, en enroulant quelques fibres de coton autour de ces broches, on réussit encore à ramener les débris du tissu mortifié. Il est très rarement nécessaire ou même désirable d'essayer d'agrandir les canaux radiculaires.

Dans les molaires inférieures, les canaux antérieurs sont généralement d'accès très difficile, et demandent à être nettoyés de la même manière que les petits conduits des molaires du haut.

Les bicuspides ont parfois des canaux tellement fins ou tortueux

(1) Nous donnons à l'appendice un procédé pour faire les cônes de gutta-percha.

(2) Voir à l'appendice le moyen de détremper les broches suisses.

qu'il faut recourir au même procédé pour les débarrasser de leur contenu.

Une fois les canaux nettoyés aussi complètement que possible et prêts à être obturés, on recourra, pour le conduit palatin des molaires supérieures et pour le conduit postérieur des molaires du bas, aux cônes de gutta-percha, mais on remplira les autres avec de la gutta-percha dissoute dans le chloroforme. Cette solution doit avoir la consistance de crème épaisse. Quand tout est préparé, on trempe la pointe de la broche la plus fine dans cette pâte, et on l'enfonce jusqu'à l'extrémité de la racine, ou aussi loin que possible. On répète cette manœuvre jusqu'à ce que l'on soit certain d'avoir rempli la moitié de la longueur du canal ; puis, on parvient quelquefois à introduire un cône très petit que l'on presse avec un instrument chaud jusqu'à ce que l'obturation soit complète.

Très souvent, cependant, il est impossible d'introduire un cône ; dans ce cas, on achèvera l'obturation du canal au moyen d'un fragment de fil d'or à 18 carats de longueur convenable et bien effilé, que l'on insinue avec une pince et que l'on enfonce aussi profondément que possible, à l'aide d'un fouloir recourbé et dentelé. Les broches employées à la préparation des canaux serviront de guide pour apprécier le diamètre des pointes métalliques nécessaires.

IV

TRAITEMENT DES DENTS PERMANENTES DONT LA PULPE EST MORTIFIÉE DEPUIS QUELQUE TEMPS, SANS COMPLICATION D'ABCÈS, NI SENSIBILITÉ DU COTÉ DE LA RACINE.

Ces cas doivent être traités comme ceux de la première classe, avec cette différence que le nettoyage des canaux réclame plus de soin pour éviter de pousser des matières septiques à travers l'extrémité des racines, et qu'il faut les traiter plus longtemps avec des désinfectants pour être sûr de ne pas y laisser de substancss délétères après leur obturation.

V

TRAITEMENT DES DENTS PERMANENTES DÉPOURVUES DE PULPE ET COMPLIQUÉES D'ABCÈS BORGNE.

Le traitement des cas de ce genre réclame beaucoup de soin et de patience pour assurer le succès. Il faut les examiner attentivement pour arriver à un diagnostic exact et ne pas les confondre avec les cas non compliqués d'abcès. Une observation superficielle amènerait souvent à conclure qu'il n'y a pas d'écoulement par le canal pulpaire, parce que cet écoulement est quelquefois très léger.

Une fois la digue convenablement ajustée, on doit excaver la cavité principale de la carie pour enlever tout l'ivoire ramolli. Il faut agir ainsi, soit qu'on utilise la cavité cariée pour aborder la chambre pulpaire, soit qu'on fasse dans ce but une ouverture spéciale. Ce temps de l'opération est nécessaire pour écarter le danger d'infection par la matière septique qui existe toujours dans le tissu décalcifié aussi bien que dans les débris détachés de la cavité de la carie.

Il faut ensuite ouvrir complètement la chambre pulpaire, comme nous l'avons déjà décrit, et la bien nettoyer à l'eau tiède. Puis, après l'avoir desséchée, on déterge les canaux avec grand soin, à l'aide de broches chargées de coton roulé très lâchement, pour éviter de pousser le moindre contenu de ces conduits au delà de l'extrémité de la racine. Cela fait, on injecte les canaux radiculaires avec du peroxyde d'hydrogène jusqu'à ce qu'il ne se produise plus de bulles. A défaut de cet agent, on se servira de la solution de Labarraque (chlorure de soude). Enfin on dessèche ces canaux, et on y fait passer de l'eugénol ou une solution d'acide phénique à

5 0/0, puis on obture la cavité de la carie avec du coton sec peu serré.

On laisse ce coton en place pendant trois jours, et l'on répète ce même traitement tous les quatre jours, jusqu'à ce qu'on ait la certitude que l'écoulement a cessé. Une fois cette certitude acquise, on remplit les canaux radiculaires avec du coton bien tassé et saturé d'eugénol ou d'une solution d'acide phénique au 20e, et l'on obture la cavité de la carie avec de la gutta-percha, qu'on laisse en place pendant quatre à cinq jours. Si alors la dent ne manifeste pas de sensibilité à la percussion ni à la pression, et qu'il n'y ait pas trace d'humidité quand on essuie les canaux avec du coton sec et frais, on peut obturer ces canaux d'une façon définitive avec de la gutta-percha.

VI

TRAITEMENT DES DENTS PERMANENTES DÉPOURVUES DE PULPE, COMPLIQUÉES DE TRAJETS FISTULEUX DANS LA GENCIVE.

Dans les cas de ce genre, la première chose à faire c'est d'insinuer un stylet fin, lisse, à extrémité arrondie dans le trajet fistuleux, et de bien examiner avec cet instrument l'extrémité de la racine unique ou multiple pour savoir s'il n'y a pas de rugosités en ce point. Si l'on en découvre ou s'il existe des bords vifs, déchiquetés, on commencera par les traiter, comme nous l'expliquerons au paragraphe intitulé traitement chirurgical. Si au contraire on trouve les racines lisses et à l'état normal, on suivra la marche que voici :

Une fois la digue ajustée, la dentine ramollie réséquée, les débris détachés enlevés et la chambre pulpaire convenablement ouverte, on injecte le peroxyde d'hydrogène ou la solution de Labarraque ; puis on insinue la broche la plus fine dans les canaux en rapport avec l'abcès, en dépassant autant que possible les extrémités des racines, afin que les médicaments qu'on emploiera ensuite puissent pénétrer sûrement dans l'abcès ; mais il importe beaucoup de ne pas introduire la broche dans les canaux qui ne communiquent pas avec la poche purulente. Cela fait, on injecte la cavité avec de l'eugénol ou une solution phéniquée au 20e, en essayant de la faire pénétrer autant que possible dans chaque canal, jusqu'à ce qu'elle apparaisse à l'orifice de la fistule. Pour arriver au but, le meilleur moyen consiste à enrouler étroitement des fibres de coton sur une broche de diamètre approprié, de façon à avoir une sorte de piston qui entre facilement à l'extrémité la plus large des canaux, mais qui les ferme hermétiquement à mesure qu'on le poussera vers la pointe radiculaire. En maintenant la cavité bien baignée du liquide médicamenteux et en pompant soigneusement avec le piston, il suffira en général de quelques minutes pour faire ressortir le liquide par la fistule.

Dans certains cas, cependant, où l'abcès est très grand, il faut quelquefois beaucoup plus de temps pour obtenir ce résultat, mais on devra continuer les mouvements de va et vient du piston, jusqu'à ce qu'on ait la certitude que le médicament a passé à travers la fistule, ou bien qu'il se refuse à le faire.

Voici un autre procédé simple qui donnera souvent de bons résultats ; on imbibe une boulette de coton du diamètre de la chambre pulpaire avec le médicament à injecter, puis on remplit la cavité externe de caoutchouc mou et l'on presse dessus avec un volumineux instrument à pointe mousse rapidement et vigoureusement jusqu'à ce que le liquide ressorte par l'ouverture fistuleuse. Quand on est arrivé au but, on tasse dans les canaux du coton d'une manière très serrée après l'avoir saturé de solution phéniquée, et l'on obture bien la cavité avec de la gutta-percha. Celle-ci doit rester en place de huit à dix jours, au bout desquels, si la fistule paraît guérie ou à peu près, on peut obturer définitivement les canaux avec de la gutta-percha. Si, au contraire, le trajet fistuleux est encore tout à fait ouvert et que l'écoulement continue, on devra répéter le premier traitement jusqu'à ce que la cicatrisation soit manifeste.

VII

PROCÉDÉS CHIRURGICAUX

Dans certains cas il sera nécessaire de recourir à un traitement chirurgical, pour assurer le succès.

Par exemple, quand il y a des rugosités à l'extrémité radiculaire, ou quand des pointes vives se projettent au sommet ou sur les côtés de la racine, que ces irrégularités résultent d'absorption ou d'érosion, on est à peu près certain de ne réussir qu'à la condition de faire disparaître ces sources constantes d'irritation.

Il faut, dans ces cas, rendre les racines lisses. Pour y arriver, on est obligé d'agrandir la fistule. Rien ne vaut pour cela l'éponge préparée dont se servent les gynécologistes. On en taille un fragment du calibre de la fistule et, après l'avoir arrondi et égalisé le mieux possible, on l'introduit enduit de cosmoline dans le trajet, aussi profondément qu'on le peut, sans déterminer une grande douleur, puis on le coupe au ras de la gencive. On aura le soin de le renouveler chaque jour, jusqu'à ce que l'ouverture soit assez grande pour permettre un libre accès aux parties des racines sur lesquelles on doit opérer. A défaut d'éponge préparée, on se servira de coton légèrement imprégné d'eugénol ou d'une solution phéniquée à 5 0/0; en tassant bien ce dernier dans la fistule et le changeant chaque jour, on arrivera au même résultat.

Une fois l'espace nécessaire obtenu, on badigeonnera la gencive à plusieurs reprises avec une solution de chlorhydrate de cocaïne au 1/25e, jusqu'à production d'anesthésie locale; puis, à l'aide du moteur dentaire armé d'une fraise de volume et de forme convenables, on égalisera la portion affectée des racines. Il est parfois nécessaire de réséquer toute l'extrémité radiculaire, chose facile avec les instruments dont on dispose aujourd'hui ; dans d'autres cas plus fréquents, il suffira de rendre lisses les surfaces rugueuses. Il faut examiner, de temps en temps, la racine avec le stylet et d'autres sondes appropriées, afin de déterminer le moment où elle ne présente plus d'inégalités. Il est bon aussi d'appliquer la cocaïne toutes les cinq minutes pour rendre l'opération aussi peu douloureuse que possible.

Il faut, en outre des fraises, avoir de délicats instruments tranchants en forme de houe, pour être sûr d'atteindre toutes les parties rugueuses.

Il est encore bon, dans les cas de ce genre, d'inciser largement le bord du procès alvéolaire environnant la racine altérée, parce que celui-ci est toujours plus ou moins carié ou nécrosé, et que sa disparition hâtera le travail de réparation.

Ordinairement le procédé que nous venons de décrire suffit à donner un libre accès aux parties malades ; mais il est parfois nécessaire de diviser la gencive dans la direction de la racine, au delà du point où s'étend la fistule. On se sert pour cela d'un bon bistouri qu'on enfonce profondément dans le tissu, aussi près de l'extrémité radiculaire que le cas le réclame, et que l'on tire d'une main ferme et en appuyant fortement vers le trajet fistuleux et dans celui-ci, de telle sorte que la gencive soit absolument divisée jusqu'à l'os. On peut encore être obligé d'agrandir l'orifice à travers le procès alvéolaire, ce qui se fait aisément avec des fraises de forme convenable.[1]

Ces différents moyens donneront toute la facilité voulue pour le traitement des cas ordinaires ; mais il peut arriver qu'on rencontre une étendue plus ou moins considérable d'os nécrosé, partiellement détaché peut-être, mais exigeant tout au moins d'être enlevé. En pareil cas, après l'incision ci-dessus décrite, il faut disséquer le tissu gingival pour isoler toute la partie nécrosée. On y parvient facilement en saisissant la gencive, aux angles formés par l'incision, avec une forte pince à artères, et tirant sur elle, tandis que le bistouri coupe aisément et rapidement le tissu aussi près de l'os que possible. Une fois le séquestre ainsi bien dégagé, il est facile de l'enlever. On se contente alors de laver la place avec une solution phéniquée à 5 0/0, et de ramener les lambeaux en position en les fixant avec un point de suture, si la dissection a été étendue. Il peut être nécessaire de panser les parties avec la solution phéniquée au 1/20e pendant quelques jours, mais généralement les soins consécutifs n'iront pas au delà.

Le traitement de diverses catégories des cas, qui a été décrit dans les pages précédentes, assurera le succès à peu près quatre-vingt-dix fois sur cent, à la condition d'en observer consciencieusement tous les détails. Cependant, en dépit des meilleurs soins, on échouera quelquefois. L'étude des causes des insuccès fera l'objet du paragraphe IX.

VIII

DENTS DONT AUCUN TRAITEMENT NE SAURAIT RENDRE L'UTILITÉ

On rencontre de temps en temps quelques dents privées de pulpe qui sont sans valeur et qu'il ne faut pas essayer de conserver.

Les dents de sagesse dépourvues de pulpe, et qui sont sans antagonistes, alors que les molaires adjacentes existent, appartiennent à cette catégorie.

Des dents temporaires ou permanentes privées de pulpe sont sujettes à déterminer de l'irritation sur les lèvres et les joues, quand les extrémités ou les côtés de leurs racines passent à travers l'alvéole, aussi faut-il les extraire ou amputer les racines.

Des dents ébranlées d'une façon désespérée par suite de la présence de tartre, qu'elles aient ou non des organes antagonistes, nuiront aux dents adjacentes saines et solides, plus que leur conservation ne serait avantageuse au sujet.

Toute racine incapable de porter une couronne artificielle, en raison des ravages de la carie, doit être extraite.

Les dents allongées, avec la 1/2 ou les 2/3 de la racine mis à découvert et sans organes antagonistes, sont généralement inutiles.

Les dents mal formées, inclinées en avant ou en arrière, au point de ne pouvoir servir à la mastication, doivent être enlevées.

IX

CAUSES D'INSUCCÈS

La première cause est naturellement l'exécution incomplète du traitement. Ce n'est pas toujours la faute de l'opérateur, car il est quelquefois impossible d'enlever entièrement les débris de tissu mortifié des canaux radiculaires et d'obturer ceux-ci parfaitement en raison de leur inaccessibilité. Malgré tout, bon nombre de ces cas peuvent encore donner un résultat favorable, tandis que d'autres, par suite de quelque idiosyncrasie du sujet ou d'un mauvais état de l'économie au moment de l'opération, échoueront complètement.

Cet état anormal de l'économie peut à lui seul être cause d'insuccès dans les cas les mieux traités et avec l'obturation exécutée aussi parfaitement que possible, car, dans les circonstances les plus favorables, ces opérations amènent toujours un léger degré d'irritation. Cette irritation (qui, dans tous les cas où l'état général serait suffisamment bon, ne serait que transitoire et céderait parfaitement aux efforts réparateurs) pourrait se transformer en une inflammation destructive si l'économie était affaiblie. Ce résultat fâcheux peut se produire, mais il est heureusement assez rare pour ne pas constituer une objection contre la convenance des essais tentés pour conserver dans la bouche des dents sans pulpe, mais capables de rendre encore bien des services.

Une autre cause d'échec peut se trouver dans la négligence des dents après l'opération. On ne saurait apporter trop de soins pour éviter la formation du tartre sur les dents en général, mais sur les dents privées de pulpe particulièrement. Les dépôts de tartre paraissent se faire plus abondamment sur ces dernières dents que sur les autres ; en fait, les dents sans pulpe semblent être le siège de prédilection du tartre, et si l'on n'apporte pas tous les soins voulus pour l'empêcher de se déposer, il provoquera souvent le rapide développement d'une affection alvéolaire, toujours destructive et quelquefois incurable.

X

CONSIDÉRATIONS GÉNÉRALES

Il faut toujours avoir présents à l'esprit les points suivants, comme essentiels au succès du traitement des cas considérés précédemment :

La santé générale de la bouche réclame avant tout l'attention. S'il y a des dépôts de tartre sur les dents, il faut les enlever avec le plus grand soin ; si les gencives sont affectées, on doit commencer par les traiter, et amener la bouche le plus près possible de l'état normal, avant de s'occuper du traitement des dents privées de pulpe.

L'état constitutionnel du sujet exige aussi une attention spéciale, et si l'économie se trouve sous l'influence de la malaria, ou déprimée par d'autres causes, il faut recourir aux moyens réclamés par ces conditions, la santé générale étant un facteur très important pour assurer le succès.

Il faut toujours, autant que possible, appliquer la digue de caoutchouc avant toute tentative de traitement des canaux pulpaires.

On aura soin de bien laver et de complètement désinfecter tous les instruments dans l'eugénol ou une solution d'acide phénique au 1/20e, aussitôt qu'on s'en sera servi et également avant de les employer.

Il faut toujours largement ouvrir la cavité pulpaire à son orifice vers la cavité de la carie, ou vers celui qui a été fait artificiellement et sans faire de rugosités sur les surfaces voisines de ces ouvertures. Cet agrandissement est nécessaire pour faciliter l'accès de ces orifices, et si l'on a le soin de laisser lisse la surface générale de la chambre pulpaire, l'instrument délicat qu'il est indispensable d'employer dans les canaux peut s'introduire beaucoup plus facilement et avec plus de sûreté que si ces surfaces étaient rugueuses.

Comme règle générale, on ne doit pas essayer d'agrandir les canaux, car on court toujours le risque de briser les forets si fins que réclame cette opération, et la difficulté d'en enlever les fragments est quelquefois insurmontable. Il est d'ailleurs impossible d'élargir les canaux quand ils sont très tortueux ou qu'ils appartiennent à des racines très minces ou aplaties, sans perforer, dans la majorité des cas, les parois de semblables racines. Ces inconvénients contre-indiquent de telles méthodes et les rendent injustifiables. Les canaux naturels, avec leurs parois lisses, s'obturent bien plus aisément et plus parfaitement qu'elles ne pourraient l'être, si les parois étaient devenues rugueuses par le fait de leur agrandissement.

APPENDICE

I

MOYEN DE FABRIQUER, AVEC DES FILS DE PIANO, DES INSTRUMENTS POUR L'EXTRACTION DU CONTENU DES CANAUX PULPAIRES.

Il faut se procurer des fils de piano de la meilleure qualité, du calibre n° 20 ou 22.

On les coupe en longueurs de 7 à 8 centimètres, pour les limer ensuite au diamètre voulu et les effiler. Le fil doit commencer à s'atténuer à peu près vers la moitié de sa longueur pour se terminer en pointe, tandis que le reste gardera un diamètre uniforme.

Trois calibres de ces instruments suffisent à tous les besoins, et ils doivent avoir respectivement 18^{mm}, 25^{mm} et 33^{mm}, avant la formation du crochet, et avec le crochet 25^{mm} 35^{mm} et 43^{mm}.

Une fois le fil réduit au calibre voulu, on fait le crochet en plaçant ce fil sur une enclume, et tandis qu'on maintient près de son extrémité une lame fine et tranchante, on le tire vivement en haut, de manière à obtenir un crochet formant un angle assez aigu, qu'on peut ensuite user à la meule s'il est trop long.

Il ne reste plus qu'à fixer ces instruments sur de petits manches qu'on peut se procurer à bon compte chez les marchands d'outils d'horlogerie, ou faire soi-même avec n'importe quel bois.

Il ne faut jamais chauffer les fils de piano, mais les limer suivant la longueur.

II

MOYEN DE TREMPER EN RESSORT LES BROCHES SUISSES.

On les dispose sur une plaque d'acier, de fer ou de laiton de 3^{mm} d'épaisseur et de 8 centimètres carrés. Puis on tient celle-ci avec des pinces au-dessus de la flamme d'une lampe à alcool, en la déplaçant continuellement de manière à maintenir la plaque à une température aussi uniforme que possible. Il faut surveiller très attentivement les broches pour les plonger dans l'eau froide dès qu'elles prennent une couleur bleu foncé.

III

MOYEN DE RENDRE LES BROCHES SUISSES COMPLÈTEMENT MOLLES

On fait avec une lame d'étain un réceptacle grossier de 8 centim. de long sur 25 mm. de large. On le remplit à moitié de chaux éteinte, au milieu de laquelle on met une, deux ou trois douzaines de broches, puis l'on remplit le réceptacle de chaux. On porte à la chaleur rouge soit au chalumeau, soit au fourneau, et on laisse ensuite refroidir graduellement. Il ne reste plus qu'à polir les instruments en les tenant sur une surface dure et unie, en les frottant dans le sens de la longueur avec du papier à l'émeri 00.

Les broches rendues molles de cette manière sont très souples, et on risque moins de les casser dans les canaux d'accès difficile que celles trempées en ressort.

On les assujettit sur de petits manches ou on les monte sur le porte-broche universel.

IV

MOYEN DE FAIRE LES CONES DE GUTTA-PERCHA

On obtient facilement les cônes de gutta-percha en roulant des feuilles de cette substance avec une spatule lisse sur une plaque de verre ou de porcelaine chauffée sur de l'eau bouillante. Il faut, naturellement, que la gutta-percha soit découpée en fragments de grandeur appropriée avant de la rouler, et il faut avoir soin que la plaque ne dépasse pas une certaine température pour ne pas détériorer la substance. Avec un peu d'habileté et d'expérience, chacun réussira à faire parfaitement ces petits cônes.

Il faut en avoir de dimensions variables, afin de choisir ceux qui se rapprocheront le plus du calibre des canaux à obturer.

V

BLANCHIMENT DES DENTS

On ne doit jamais essayer de blanchir une dent avant d'en avoir obturé la ou les racines. Une fois cela fait, on applique la digue de caoutchouc, et l'on résèque toutes les parties cariées, puis on lave parfaitement la cavité avec une solution de biborate de soude, 1 gr. 80 pour 30 grammes d'eau distillée. On la déssèche complètement avec de l'air chaud, et on y dépose quelques cristaux de chlorure d'aluminium, que l'on humecte de peroxyde d'hydrogène pour les laisser ensuite de cinq à dix minutes dans la dent; après quoi, on lave de nouveau la cavité avec la solution de biborate de soude, et on la dessèche comme précédemment. Si le résultat n'est pas suffisant, on répète le même procédé.

Une fois la dent convenablement blanchie, et après une dessication complète, on badigeonne l'intérieur avec du vernis éthéré de copal, et on obture la cavité avec de l'oxychlorure ou de l'oxyphosphate de zinc. Quand ce plombage est devenu dur, on en enlève autant qu'il est nécessaire pour former une cavité destinée à être aurifiée, ce qui se fait immédiatement après la préparation habituelle.

A défaut de peroxyde d'hydrogène et de chlorure d'aluminium, on arriverait au même but avec la solution de Labarraque et de l'alun pulvérisé. On met une pincée de cette poudre dans la cavité, et on la recouvre avec une boulette d'ouate, imbibée de la solution de chlorure de soude.

Tous les autres temps de l'opération sont exactement les mêmes que ceux décrits ci-dessus.

VI

ANTISEPTIQUES ET DÉSINFECTANTS

Les antiseptiques, comme tels, ne sont pas indiqués dans le traitement des dents dépourvues de pulpe. Ce sont des agents qui, comme le mot l'indique, préviennent la putréfaction.

Les désinfectants, aussi bien chimiques que destructeurs des germes, sont tout ce qu'il faut pour le traitement local des abcès et la désinfection des canaux radiculaires. On entend par désinfectants les agents capables de détruire les germes et leurs spores qui causent la putréfaction, et de neutraliser et de détruire les mauvaises odeurs ou les gaz méphitiques. Voici une liste de bons désinfectants :

Solution de Labarraque;
Peroxyde d'hydrogène;
Permanganate de potasse;
Solution de sublimé corrosif, au 1/1000e;
Eugénol. Eucalyptol. Iodol. Aseptol. Résorcine;
Solution de chlorure de zinc, au 1/5e;
Acide boracique. Boro-glycéride;
Acétate d'alumine;
Sanitas. Fluid n° 1 ;
Acide phénique, solution au 1/20e;
Solution aqueuse de thymol;
Térébène pur.

TABLE

IMPRIMERIE PAUL BOUSREZ, A TOURS.

OR NOUVEAU EN FEUILLES

COHÉSIF ET NON COHÉSIF

DE C. ASH ET FILS

PRÉPARÉ PAR UN SYSTÈME PERFECTIONNÉ

Prix, l'once : 160 francs

Par cahier 1/8 d'once : 21 francs.

PRÉPARÉ PAR C. ASH ET FILS

Au grand choix de différentes préparations d'or que la maison C. ASH et FILS fabriquait déjà, vient s'ajouter, après des essais considérables, une nouvelle qualité d'**Or** en feuilles, **mou** et **non cohésif**, qui permet d'obtenir facilement une obturation parfaitement compacte, en évitant l'inconvénient de l'or adhésif, bien plus dur et toujours difficile à condenser.

Un autre avantage de cet or **non cohésif**, c'est qu'on peut, en le chauffant légèrement à la lampe à alcool, le rendre cohésif, s'il en est besoin, et avoir ainsi à sa disposition un **or cohésif** ou **non cohésif** à volonté.

D'après l'approbation générale des meilleurs aurificateurs, cet or est aussi bon que n'importe quel autre, soit anglais, soit américain.

Or en cylindres. Cylindres A (ordinaires). Nos 1, 2, 3, 4.		L'once, 160 »
— Cylindres B (plus serrés).	—	
Or en blocs. Adhésifs ou non adhésifs. Nos 1, 2, 3, 4.		La boîte, 21 »

Les numéros représentent les dimensions, le numéro 4 étant la plus grande. Chaque numéro se livre en boîte contenant 1/8 d'once.

Or de Wolrab en cylindres ou en feuilles. La boîte ou le cahier, 21 »

Or américain

Or de Abbey en feuilles	L'once, 175 fr.	Le cahier, 22 »
Or de White —	L'once, 160 fr.	Le cahier, 21 »
Or de Kearsing —	—	Le cahier, 21 »
Or de Nickolds —	—	Le cahier, 21 »
Or de Pack's, en cylindres et blocs	L'once, 160 fr.	Le cahier, 21 »
Or de Williams, — et en feuil.	L'once, 165 fr.	Le cahier, 22 »
Or de Watts, en éponge	L'once, 175 fr.	La boîte, 22 »

Or plastique

Or cristallisé adhésif de Nedden . . . . La boîte, 22 »

CIMENT EXCELSIOR

DE C. ASH ET FILS

Cette nouvelle préparation réunit les avantages présentés par tous les Ciments blancs actuellement vendus pour obturations dentaires, et les surpasse tous en dureté et en densité. Son poids spécifique est plus élevé que celui de tout autre Ciment.

Il résiste d'une façon permanente aux acides de la bouche, ne présente ni expansion, ni contraction en séchant, et s'attache aux parois des cavités au point d'empêcher toute pénétration d'humidité et l'extension de la carie.

Le Ciment « Excelsior » est composé seulement de substances non irritantes dont le contact avec la dentine sensible ne peut exercer qu'une action calmante.

La partie liquide n'a pas besoin d'être chauffée, et la poudre, très fine, donne facilement un produit très plastique qui ne se délite pas, tout en permettant le délai suffisant pour l'appliquer, et qui devient très dure au bout de quelques minutes.

Le Ciment « Excelsior » se livre en une seule nuance, en paquet de 35 à 40 grammes d'une poudre blanc-jaunâtre, avec le liquide nécessaire et deux tubes de matière colorante pour nuancer à volonté.

Mode d'emploi.

Verser quelques gouttes de liquide sur un verre dépoli et y ajouter autant de poudre qu'il sera nécessaire pour obtenir une pâte plastique que l'on insère dans la cavité. Il est essentiel que cette cavité ait été bien séchée d'avance. Il faut aussi conserver bien bouchés le liquide et la poudre, l'un et l'autre pouvant être altérés par l'humidité et l'air.

Prix. — Le paquet contenant 35-40 grammes de poudre avec le liquide ; ainsi que deux tubes de matière colorante pour obtenir diverses nuances de ce plombage. 7 50

NOUVEAU PHOSPHATE CEMENT

Sous cette dénomination, la **Maison C. ASH et FILS** vient de mettre en vente un nouveau plombage blanc, se livrant en cinq nuances :

A, jaune clair ; B, gris pâle ; C, jaune-gris clair ; D, jaune-gris foncé ; E, verdâtre. Le liquide ne se cristallisant jamais, on pourra s'en servir jusqu'à la dernière goutte.

D'après l'approbation de praticiens compétents, ce nouveau plombage, non irritant, est très facile à employer et devient excessivement dur, quoique donnant le temps nécessaire avant d'arriver à ce degré. Les nuances sont parfaitement faites pour assortir à toutes dents ; on peut aussi les mélanger au besoin.

Pour l'employer, on lui donne la consistance d'un mastic en malaxant avec une spatule rigide, de manière que, quand on l'enlève, il ne colle pas aux doigts ; il faut alors bien le pétrir et l'appliquer à la dent; il faut avoir bien soin de boucher le liquide et la poudre.

PRIX :

La poudre avec un flacon de liquide.	le paquet.	**7 fr. 50**
— seulement.	le flacon.	**4 fr. 50**
Le liquide —	—	**3 fr. 75**
Boîte contenant 4 poudres de différentes nuances et 1 liquide	le paquet.	**10 fr. »**

PLOMBAGE BLANC (ROCK CEMENT)

Cette nouvelle préparation est maintenant considérée de qualité égale, sinon supérieure, à celle des meilleurs produits de ce genre.

Pour l'employer, on lui donne la consistance d'un mastic, et elle devient dure en deux minutes. Au bout de six à huit minutes, on peut, au moyen d'un brunissoir d'agate, lui donner un poli d'autant plus brillant que le grain est très fin.

Ce ciment se livre en cinq nuances par flacons renfermant, au choix : les nuances A, blanc ; B, jaune clair ; C, jaune foncé; B, bleu-gris pâle : E, gris foncé.

PRIX :

La poudre avec un flacon de liquide. . . .	le paquet.	**7 fr. 50**
— seulement	le flacon.	**4 fr. 50**
Le liquide —	—	**3 fr. 75**
Par boites contenant 3 nuances et 1 flacon de liquide.	le paquet.	**10 fr. »**

PLOMBAGES A L'AMALGAME

LIMAILLES MÉTALLIQUES

PREMIÈRE ET SECONDE QUALITÉ

De C. ASH et Fils

Ces deux plombages métalliques ont été employés en quantité considérable depuis près de **quarante ans**, et durant cette période, les fabricants ont reçu les témoignages les plus nombreux, quant à leur excellence et à leur durée.

Aussi apportent-ils les soins les plus minutieux dans la préparation de ces produits, désireux de leur maintenir cette renommée.

La première qualité donne à l'analyse une proportion d'or beaucoup plus considérable que dans tout autre amalgame en usage.

La seconde qualité n'est égalée par aucun autre plombage métallique du même prix.

PRIX :

	Fr.	C.
Première qualité, en flacons ou paquets d'une once, d'un quart d'once ou de demi-once, l'once.	28	»
Seconde qualité, en flacons ou paquets d'une once . .	12	»
— — d'une once, avec même quantité de mercure pur, la boîte . . .	13	25
Mercure distillé et chimiquement pur, la livre . . .	15	»
— — — en flac. de 3 onces	3	»
— — une once dans une bouteille en buis.	1	50
— purifié par l'électricité, en flacons de 1, 2 ou 3 onces, l'once.	2	50

PLOMBAGES BLANCS

« **Agate cement** », en paquet d'une demi-once	7	50
C. Ash et Fils. « Phosphate cement »	7	50
— « Rock cement »	7	50
Casimir. « Pâte obturatrice »	6	»
Caulk. « Diamond Cement », poudre et liquide	5	»
— — — deux de chaque, poudre et liquide	10	»
— — — liquide seulement	2	50
Friese. « Email plastique »	12	50
Fletcher. « Dentine », pour coiffer la pulpe	5	»
— « Ciment porcelaine »	7	50
— — — poudre seulement	5	»
— — — en flacons de deux onces	12	50
— — — liquide seulement	2	50
— « Email blanc »	7	50
— « Matière colorante », rose, marron et bleue, le tube	»	65
— « Vernis éthéré de copal »	1	25
« **Fosiline** »	8	50
Guillois. « Plombage blanc », pâle, moyen et foncé, nos 1 à 4	7	»
Metcalfe. « Email insoluble »	10	»
Poulson. « Ciment minéral », neuf nuances	9	50
— — — six nuances dans un paquet, avec plaque en verre et spatule	57	»
— — — — en cristaux seulement	4	75
Robertson. « Ossilite »	8	50
Weston. « Ciment insoluble »	7	50
— — 4 nuances, la boîte	11	50
— « Ciment non irritant », pour coiffer la pulpe	5	»
Worff. « Nouveau ciment émail »	9	50

PLOMBAGES MÉTALLIQUES DIVERS

Arrington (Amalgame nouveau d')	12	50
Caulk (Amalgame par excellence alliage)	15	»
— — white alloy	20	»
Davis (Amalgame à l'or de)	32	»
— no 2	16	50
Dibbles white amalgam	25	»
Dougan (Amalgame nec plus ultra)	32	»
Fletcher (Amalgame au platine)	25	»
— (Amalgame dilatant de)	26	50
— (Alliage de Submarine Alloy no 1)	12	»
— — Contour Alloy no 3)	23	»
— — Facing Alloy no 5)	20	»
— — Standard Alloy no 6)	28	»
— nos 1, 3, 5, 6, quatre flacons en un paquet	22	50
Gregory (Plombage métallique spécial, pour incisives et canines)	32	»
Herbst (Amalgame de)	32	»
Lawrence (Amalgame de)	15	»
Robertson (Amalgame Standard)	32	»
Rostaing (Ciment de)	25	»
Roger (Amalgame au cuivre de)	6	»
Simon Silex Email	10	»
S. S. White (Amalgame Globe de)	15	»
Sullivan (Amalgame au cuivre de)	6	»
Townsend (Amalgame de)	10	»
— (Amalgame perfectionné de)	12	50

Toutes les autres variétés de plombages et d'amalgames seront fournies sur commande.

En vente chez C. ASH et Fils, 22, rue du 4 Septembre, Paris.

PULPINE

DE A. ROSENTHAL

La *Pulpine* est un médicament qui a pour but de capsuler la pulpe des dents, d'en diminuer l'inflammation et de favoriser la formation de dentine secondaire.

Le grand avantage qu'elle présente est de permettre d'obturer en une seule séance une dent douloureuse dont le nerf est à nu.

Mode d'emploi

Enlever toutes les parties cariées de la cavité. Mélanger sur une plaque de verre une goutte du liquide de la *Pulpine* avec la poudre, de manière à former une pâte assez molle. Appliquer cette pâte sur le nerf, au moyen d'un tampon de ouate, en ayant soin de ne pas exercer une trop grande pression et d'enlever tout ce qui pourrait s'étendre sur les bords de la cavité. Recouvrir d'oxi-phosphate ou d'oxi-chlorure et terminer l'obturation avec de l'amalgame ou de l'or.

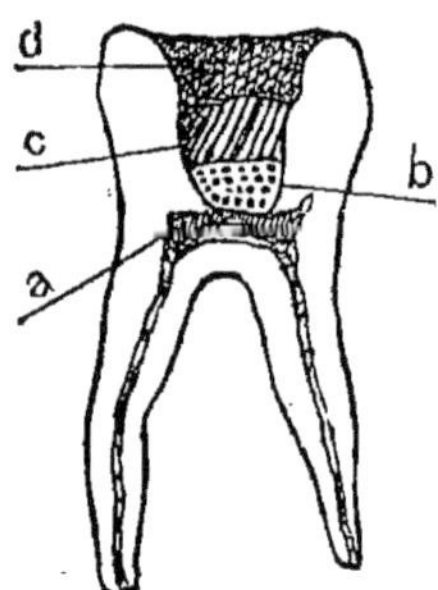

a. Pulpe dénudée.

b. Pulpine.

c. Ciment.

d. Amalgame ou or

PRIX : 10 FRANCS

N. B. — La *Pulpine* doit s'employer sans l'application préalable d'aucun escharotique, ni créosote, ni acide phénique.

Nevrodontovore

DE AUBERT

Pour cautériser le nerf dentaire sans douleur.

PRIX : 10 FRANCS

NERVINE DE HORNE

Est reconnu infaillible pour détruire le nerf dentaire.

PRIX DU FLACON : **10** FRANCS.

EXPOSITION UNIVERSELLE DE 1878

HUILE FINE ANGLAISE

Brevetée

POUR MACHINES A FRAISER, TOURS, MAILLETS AUTOMATIQUES, etc.

En général pour toutes pièces mécaniques si fines qu'elles soient.

1. Cette huile ne sèche jamais. Au bout de plusieurs mois, une pièce mécanique convenablement graissée se retrouvera dans le même état de propreté et de lubrification parfaite.

2. Jamais elle n'encrasse les machines.

3. Elle est plus limpide qu'aucune autre huile et par suite réduit le frottement à son degré le plus faible.

4. Elle adhère parfaitement aux pièces lubrifiées et n'est jamais projetée quand celles-ci sont en mouvement.

5. Elle est, en résumé, plus économique qu'aucune autre huile, puisque, n'épaississant pas, il n'y a lieu de la renouveler que lorsqu'un nettoyage est nécessité par des causes extérieures, poussière ou autres.

Prix : **0 fr. 50** le flacon.

NERVE PRÉPARATION

Par le Dr T.-J. THOMAS

Infaillible pour détruire le nerf dentaire.

Mode d'emploi. — Il faut avoir soin de bien nettoyer la cavité, et, autant que possible, de saigner le nerf; l'on applique alors une parcelle de coton, pas plus grosse que la tête d'une épinple, sur le nerf exposé.

Cette préparation, tout en allégeant le mal de dents sitôt son application, possède le grand avantage de pouvoir rester dans la cavité pendant quelques jours, sans causer la moindre incommodité ou le moindre danger au patient.

Le moment venu pour extirper le nerf, on enlève le coton et l'on procède comme d'habitude.

La préparation du Dr T.-J. Thomas possède la qualité de renforcer le nerf; par conséquent son usage en facilite beaucoup l'extraction.

Prix : **5 fr.**

GOUTTES

CONTRE LES MAUX DE DENTS

Et mixture pour pansement.

Du Dr T.-J. THOMAS

En raison de ses qualités antiseptiques, cette préparation est supérieure à tout ce qui s'est fait dans ce genre jusqu'à ce jour ; son action est calmante et son efficacité pour guérir les maux de dents est indiscutable.

Mode d'emploi. — Il suffit de verser quelques gouttes du liquide sur un petit morceau de coton que l'on introduit, une fois imbibé, dans la cavité de la dent malade. Agiter avant de s'en servir.

Prix : **5 fr.**

Seul dépôt : C. ASH et fils, 22, rue du Quatre-Septembre, Paris.

TOPIQUE DUBRAC

Anesthésique local appliqué à l'extraction des dents.

Prix : **8 fr.**

PATES

Pour détruire les nerfs dentaires.

Pâte arsénique.	Le flacon	2 50
Azotine (de Rowney).	—	6 50
Pâte de Baldock	—	6 50

EMPLATRES AU CAPSICUM

POUR LE TRAITEMENT

DES INFLAMMATIONS DE LA MEMBRANE PERICEMENTALE.

Mode d'emploi :

Appliquer l'emplâtre sur la gencive au point correspondant aux racines de la dent à traiter, le côté feutré en dessus, et presser un moment avec le doigt. On peut, s'il est nécessaire, couper ces emplâtres en morceaux plus petits.

Leur emploi est indiqué dans tous les cas d'inflammation péricementale et d'irritations de la pulpe, par exemple lorsqu'il existe ou sensibilité d'une racine de dent mortifiée, ou une douleur quelconque, résultant d'aurification prolongée, de séparation forcée de deux dents ou autres causes du même genre.

Pour atténuer l'effet de changements de température, à la suite de l'opération de coiffer la pulpe ; pour l'inflammation consécutive à l'aurification ou au traitement d'une dent dont la pulpe a été détruite et pour la douleur qui peut accompagner certains redressements, ainsi que l'application de couronnes ou de dents à pivot.

En somme, toutes douleurs ou inflammations dépendant des racines sont promptement soulagées par l'application immédiate d'un de ces emplâtres.

Quand on les emploie comme résolvant, toujours insister sur leur usage prolongé, quelque temps même après que la douleur a disparu.

Dans les cas avancés d'inflammation, leur emploi continu activera la suppuration et aidera à provoquer un trajet fistuleux.

Si l'application d'un emplâtre au capsicum augmentait la douleur, leur emploi serait contre-indiqué, sauf s'il s'agissait d'obtenir la suppuration.

On peut en donner quelques-uns à tous les patients qui ont quelque dent sans pulpe, sujette à leur causer des ennuis, avec les instructions nécessaires pour les appliquer au premier symptôme de sensibilité.

L'efficacité de ces emplâtres appliqués promptement, sera vite appréciée comme traitement prophylactique.

Prix . . . . la boîte. 5 »

CHLORATE DE POTASSE PUR

La valeur reconnue du Chlorate de Potasse comme dépuratif et son emploi fréquent pour gargarisme, sous la direction des médecins, nous ont amené, depuis quelque temps, à chercher la préparation de ce produit sous une forme concentrée qui est évidemment la plus avantageuse. La dose, d'un volume très petit, se dissout lentement dans la bouche, n'est pas déplaisante au goût et produit sur les surfaces muqueuses son action pleine et entière, sans que la forme en soit atténuée par la gomme, le sucre ou tout autre véhicule qui provoquent souvent aussi des dérangements d'estomac.

On ne peut contester l'action dissolvante du Chlorate de potasse sur les mucus du palais et de la gorge, qui, par leur décomposition facile, rendent l'haleine si désagréable. Beaucoup de médecins éminents, dans les cas de *diphtérite,* ont la plus grande confiance en ce médicament qui change promptement la nature des sécrétions et dissipe leur mauvaise odeur.

Nous savons que les dentistes sont souvent consultés pour le soulagement de cet état fâcheux de la bouche, aussi voulons-nous appeler leur attention sur l'efficacité et la commodité du remède que nous leur procurons sous la forme de *pastilles concentrées de Chlorate de potasse pure.*

Ces pastilles produisent leur effet continu et direct sur les membranes muqueuses de la bouche, du pharynx et du larynx, d'une manière plus prompte, plus franche et plus agréable que toute autre forme du même médicament.

Pour bien des personnes qui se gargarisent très difficilement, ces pastilles sont un mode de médication efficace et commode.

J. WYETH, ET Cie, PHILADELPHIE.

Prix : les 12 boîtes, grandes . . . . . . 22 fr.
— les 12 boîtes, petites . . . . 12 fr.

C. ASH ET FILS, SEULS DÉPOSITAIRES

Londres, Paris, Berlin, Vienne, Hambourg, Saint-Pétersbourg, Copenhague, Liverpool, Manchester, New-York.

NOUVEL ANESTHÉSIQUE DISTEL

POUR ANESTHÉSIE LOCALE

MODE D'EMPLOI

Avant de procéder à l'application de ce fluide, l'on doit avoir soin de sécher la gencive. Si la dent est attaquée, on doit essuyer la cavité ; puis l'on y introduira une boulette de coton imbibée dans ma préparation. Puis, avec un pinceau, on enduit la gencive quelquefois durant l'espace de 13 à 14 minutes. On peut aussi verser quelques gouttes du liquide sur un peu de coton que l'on place sur la gencive et la dent à extraire et le laisser pendant le temps indiqué ; seulement il faut bien sécher la gencive. Avant chaque opération, l'on doit un peu chauffer l'instrument. Après chaque extraction l'on doit imbiber d'huile d'olive la partie anesthésiée pour faire cesser plus vite la raideur qui pourrai suivre l'opération. *Agiter le flacon avant de s'en servir.*

Prix : 10 francs.

ATTESTATION

« Cher Collègue,

« Je suis heureux de vous informer du résultat que j'ai obtenu avec votre anesthésique. Je l'ai employé en quinze opérations, sur lesquelles dix m'ont donné un résultat parfait, la douleur ayant été complètement annulée. Dans les cinq autres cas, les clients ne se sont plaints que d'une très légère douleur. Je recommande donc votre anesthésique comme une bonne invention et vous fais mes sincères félicitations.

« J'ai l'honneur, etc.

« *Signé* : Dr Charles-Louis Eisenreich,

« Médecin dentiste, à Munchen. »

HYDROCHLORATE DE COCAINE

En petits tubes contenant 0 gr. 05 cent. 0 35

M. E.-J. Ladmore, parlant de la cocaïne, s'exprime ainsi : Après une expérience de quinze mois, j'ai reconnu que 0,25 (deux centigrammes et demi) de cocaïne, sont la quantité suffisante maximum pour une opération ; je crois qu'elle ne devrait jamais être surpassée à moins d'un cas tout à fait exceptionnel. Si cette quantité ne donnait aucun résultat, il serait préférable d'attendre une trentaine de minutes avant de recommencer l'opération.

Je sais très bien que, parfois, dix et même quinze centigrammes dans une seule opération n'ont produit aucun effet désagréable.

C'est une chance, car de pareilles doses peuvent amener des résultats fâcheux.

LA COCAINE en CHIRURGIE DENTAIRE

PAR A. PRÉTERRE

Paris 1887. . . . . 1 »

DE L'ANESTHÉSIE LOCALE

Obtenue par les injections sous-gingivales de cocaïne et d'acide phénique ou d'une solution simple d'acide phénique pour l'avulsion des dents, etc , par Georges Viau, officier d'Académie.

In-8, 29 pages 1 50

NOTE SUR L'EMPLOI DE LA COCAINE

PAR LE DOCTEUR DAVID

Paris 1884 . . . . » 50

COCA, COCAINE ET SES SELS

PAR WILLIAM MARTINDALE F. C. S.

Avec illustrations. En anglais 2 50

LES QUALITÉS ANESTHÉSIQUES DE LA COCAINE DANS L'ART DENTAIRE

PAR LE DOCTEUR E.-S. OUDSCHANS

Chirurgien-dentiste à Amsterdam.

Brochure in-8, 15 pages . . . . 2 fr.

ANESTHÉSIE LOCALE

Par les injections sous-gingivales de chlorhydrate de cocaïne.

Par A. JOUSSET et CH. CACAN

Paris 1887 . . . . 2 fr.

SERINGUES HYPODERMIQUES

POUR L'INJECTION DE LA COCAÏNE

MODÈLE DE M. G. BRUNTON

Toutes les parties en métal sont dorées. Pour éviter la formation du vert-de-gris, les aiguilles droites et courbes sont en argent doré.

Seringue complète avec deux pointes, fil à nettoyer, le tout dans un écrin. Prix, **18** francs.

MODÈLE ANGLAIS

Seringue complète en maillechort, deux pointes, droites et à angles droits, avec écrin. Prix, **12** fr. **50**

MODELE DE M. VIAU

Seringue complète, comme ci-dessus. Prix, **8** et **10** fr.

PURODENTINE

Pâte pour les dents, préparée suivant la formule du Dr J.-B. Rottenstein, tablettes carrées en boîtes de verre. Chaque, **4** fr. **25**.

COMPOSITION PERFECTIONNÉE

POUR IMPRESSION

En boîte d'une 1/2 livre. . . . . la livre. **6 50**
Les 6 livres . . . . . . , ... net. **35** »

BOITES A POUDRE DENTIFRICE

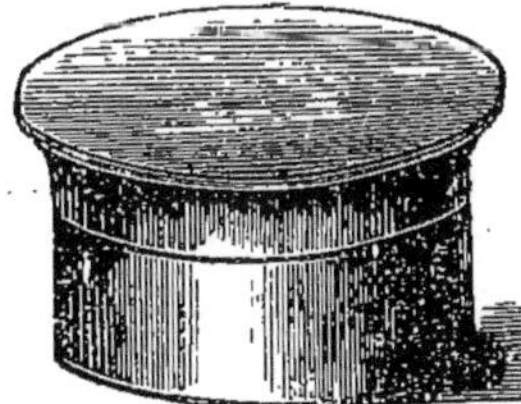

N° 1, grandes . .	La douzaine.	3 50
N° 2, moyennes .	—	3 »
N° 3, petites. . .	—	2 50

Ces boîtes sont en bois verni et se livrent avec couvercles droits ou saillants.

Les mêmes boîtes, non vernies, valent 2 fr. 50 de moins par grosse.
Plaques gravées pour étiquettes, avec 150 étiquettes. Depuis 15 »
Tirage de plaques appartenant aux dentistes, le cent. — 1 50
Etiquettes imprimées avec nom et adresse, sans plaque. Le cent depuis 2 50
Pour étiqueter les boîtes, on compte par grosse 1 50

ANESTHÉSIE LOCALE

(Appareil à éther de Richardson)

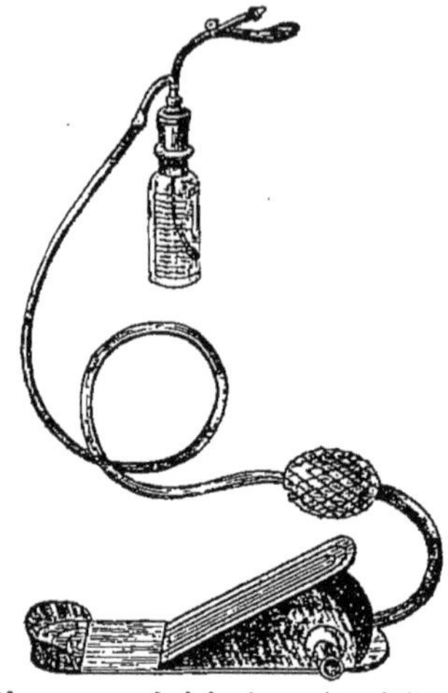

Appareil à éther ou pulvérisateur (modèle du Dr Richardson), comprenant un flacon gradué, trois becs différents, un droit, un courbe et un à double jet, ayant chacun leur application suivant les cas; un écarte-joue; un soufflet à pédale avec tubes de raccord en caoutchouc. Complet dans une boîte en bois . . . . 45 »

Le même appareil, avec soufflet à main . . . . 35 »

ETHER

Ether anesthésique spécial pour l'emploi du pulvérisateur. En boîtes de fer-blanc, soudées pour l'exportation.

Le flacon, 20 onces . 12

— 10 onces. 7

PLOMBAGE DE JACOB

En gutta-percha]

Cet excellent plombage est un de ceux dont la réputation se maintient au plus haut degré.

Connu depuis trente ans et essayé par la plupart des praticiens, tous, d'un commun accord, témoignent de leur satisfaction. La pureté des matériaux employés, sa dureté et sa couleur le recommandent à tous comme un plombage sérieux et pouvant durer des années dans la bouche.

Si on réfléchit que l'once égale deux onces et demie du plombage américain de Hill de S. S. White, ou quatre onces et demi de Caulk, il est facile de voir que ce produit se recommande tout autant pour son excellence que pour son prix.

Se fait en petits blocs de différentes grandeurs ou en tablettes. Chaque boîte contient pour environ cent plombages ordinaires.

Prix . . . . 5 fr.

PLOMBAGE TEMPORAIRE DE GILBERT

La boîte 2 50

BOITE - SAC PORTATIVE

POUR INSTRUMENTS

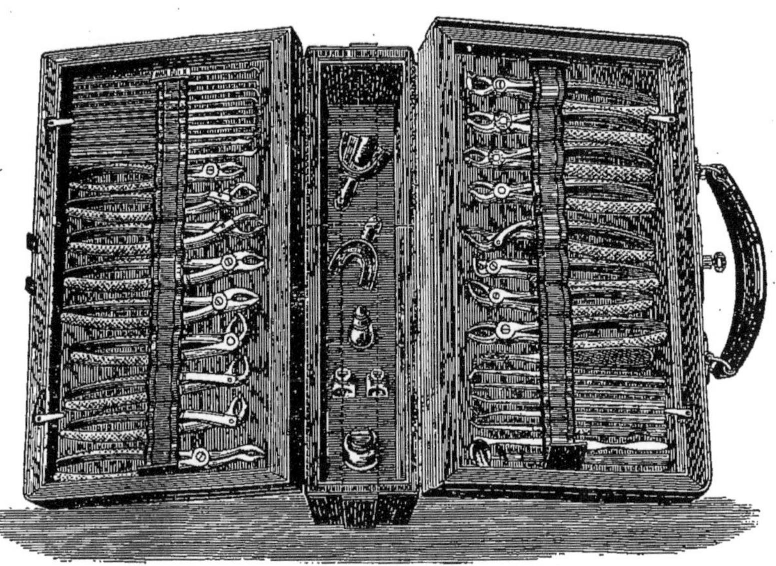

N° 2

Longueur, 0m35; profondeur, 0m27; grande largeur, la boîte ouverte, 0m50.

Disposée pour contenir 16 daviers, élévatoire, miroir à bouche, lancette et une collection de fraises, excavateurs, fouloirs, instruments à nettoyer, etc., et munie d'un compartiment pour porte-empreintes, plombages et divers, suivant vignette.

L'un des côtés a deux plateaux superposés.

En chagrin, doublée en velours, avec montures nickelées, serrure et clef.	75	»
En maroquin, doublée en drap, avec montures nickelées, serrure et clef	65	»
En mouton, doublée en drap, avec fermetures nickelées, sans serrure	55	»
Modèle plus petit sans serrure	27	50
— avec serrure	40	»

En vente chez C. ASH et Fils, 22, rue du 4 Septembre, Paris

TROUSSE D'ÉTUDIANT

MODELE ADOPTÉ PAR L'INSTITUT ODONTOTECHNIQUE DE FRANCE

Préconisé par M. MICHAELS, démonstrateur et professeur de médecine opératoire.

Hauteur 0m29, largeur 0m24, et profondeur, 0m20.

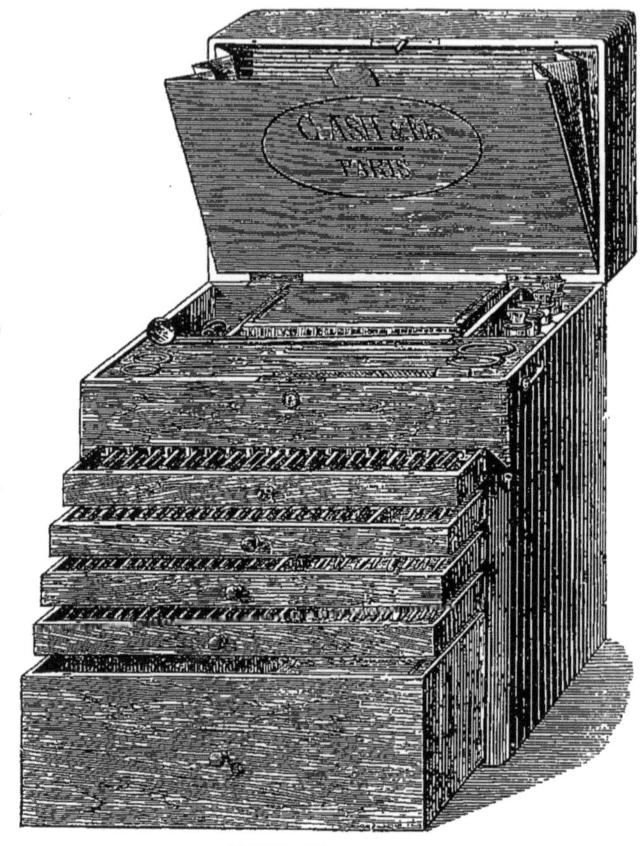

CONTENANT

Qté	Article	fr.	c.
1	miroir à bouche en ébène	9	»
	— à main	1	75
1	lampe à esprit de vin de White	2	25
1	seringue	9	»
1	flacon . . . Chaque.	»	75
1	pierre montée	4	50
1	écrin pour l'or	2	50
1	pompe à salive	11	»
1	paire de ciseaux pour or	5	75
	— pour gencives (courbe)	4	50
1	plaque en verre dépoli	1	25
1	bague à charnière pour fraiser	2	50
1	douz. 1/2 limes à séparer, la doux.	4	»
3	riffloirs pour la bouche, chaque	»	75
3	limes à racines	»	65
	— — (courbe)	»	75
3	limes bayonnette . . . chaque.	»	85
2	spatules de Rowney	2	75
1	— double, pour la cire	2	20
7	fouloirs . . . chaque.	2	»
5	écailloirs . . . —	2	»
5	brunissoirs . . . —	2	»
13	fraises . . . —	1	40
30	excavateurs . . . —	1	25
1	fouloir de Woodson, n° 3. —	3	75
2	sondes doubles . . . —	2	»
1	pince à aurifier	9	75
1	mail et en étain	3	50
2	fouloirs à gros manche, chaque	8	»
1	jeu de 13 instruments fabriqués spécialement sous la direction de M. Michaels . . . le jeu.	25	»

TOUS LES INSTRUMENTS SONT NICKELÉS

La trousse est en chêne avec tiroirs, poches pour l'or, compartiment pour les instruments, fermoir à clef. — Prix de la trousse complète, 268 fr. 40. — Vide, 40 fr.

Nota. — Il sera fait un escompte de 10 0/0 sur les instruments, seulement aux Etudiants de l'Ecole

MEUBLE DENTAIRE (N° 11)

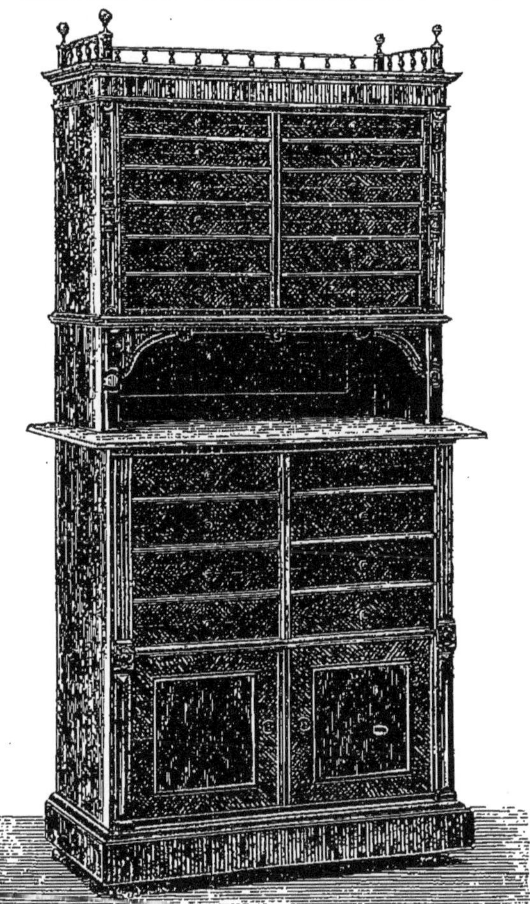

Hauteur, 1m68; *largeur*, 0m84; *profondeur*, 0m42.

La partie supérieure de ce meuble contient 12 tiroirs d'environ 0m26 de long, 0m29 de large, sur une profondeur de 0m04 à 0m05. Un espace de 0m67 de large, 0m30 de profondeur et 0m19 de hauteur est laissé pour tenir toutes les préparations nécessaires dans le cabinet. Une tablette de marbre divise les deux parties du meuble.

La partie inférieure contient huit grands tiroirs de 0m30 de long, 0m30 de large et profonds de 0m07, et une armoire mesurant 0m35 de hauteur, sur 0m73 de largeur et 0m30 de profondeur, se fermant à clef.

Prix en noyer . . . . Fig. 11. 300 fr.

Meuble dentaire semblable en forme et en style, mais n'ayant que 8 tiroirs dans la partie supérieure. Celui-ci a néanmoins un miroir remplissant le fond de l'espace libre, et un volet tournant par-dessus les tiroirs et retombant sur le marbre.

Ce meuble est connu sous la fig. 11a.

Prix . . . . 325 fr.

MEUBLE DENTAIRE (N° 10 *a*)

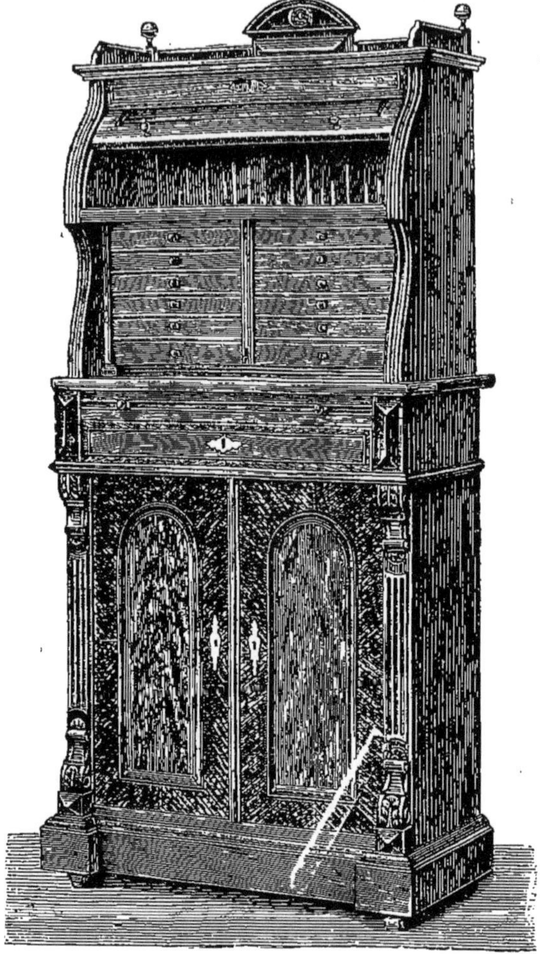

Hauteur, 1m75 ; largeur, 0m80 ; profondeur, 0m425.

Ce meuble possède, dans sa construction, certaines particularités qui le recommandent au point de vue de la solidité, de l'unité pratique et du bon marché.

La partie vide qui surmonte la tablette de marbre a 65 centimètres de long sur 30 de profondeur, est munie d'un tiroir qui garnit son fond entièrement, et peut être fermée par un volet articulé à coulisses. Au-dessous de cette tablette, se trouve un jeu de 10 petits tiroirs et un grand, variant de 34 à 43 millimètres de hauteur.

Le corps inférieur du meuble est également surmonté d'un marbre, et on trouve immédiatement au-dessous une tablette de bois, mobile, que l'on peut tirer à volonté pour écrire, plus un grand tiroir de 60×30×7 c. environ, fermant avec serrure et clef. L'armoire en dessous a une tablette et est également munie d'une serrure avec clef.

	Fr.	C.
Prix, en bois bien sec, plaqué noyer.	325	»

Emballage non compris.

FAUTEUIL N° XXVIII

NOUVEAU MODÈLE A PÉDALES

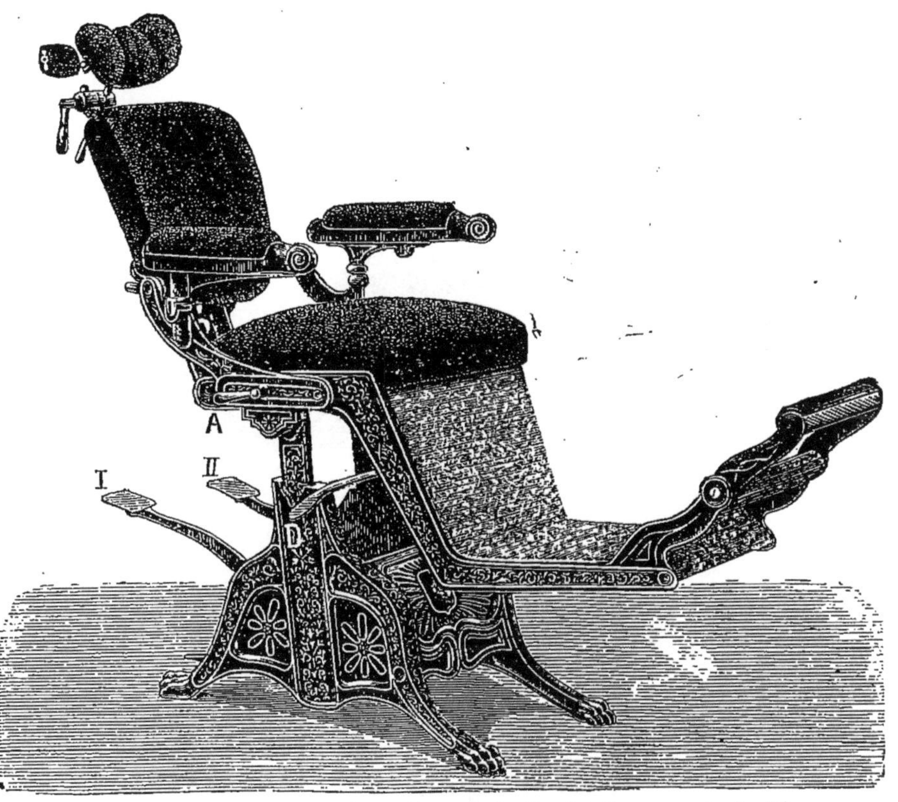

La simplicité du mécanisme de ce fauteuil est telle que nul n'a été fabriqué jusqu'à ce jour, présentant la même solidité et la même durabilité. En pressant sur la plus longue des deux pédales (n° 1) le fauteuil monte à la hauteur voulue et descend en pressant la pédale II. — Le pied du fauteuil est disposé de manière à ne gêner l'opérateur d'aucune façon. Ainsi que l'indiquent les figures, ce fauteuil se place dans toutes les positions voulues. La pédale D, sert à basculer le fauteuil.— Ainsi que l'indique A, on peut basculer le dossier seulement à volonté.

On peut y adapter facilement un petit siège à l'usage des enfants.

Prix, recouvert grenat ou vert	615 »
— avec porte-crachoir et porte-verre, crachoir nickelé et verre.	650 »

Livré en Europe franco de port et de douane, emballage non compris.

FAUTEUIL N° XXVIII

NOUVEAU MODÈLE SANS MANIVELLE

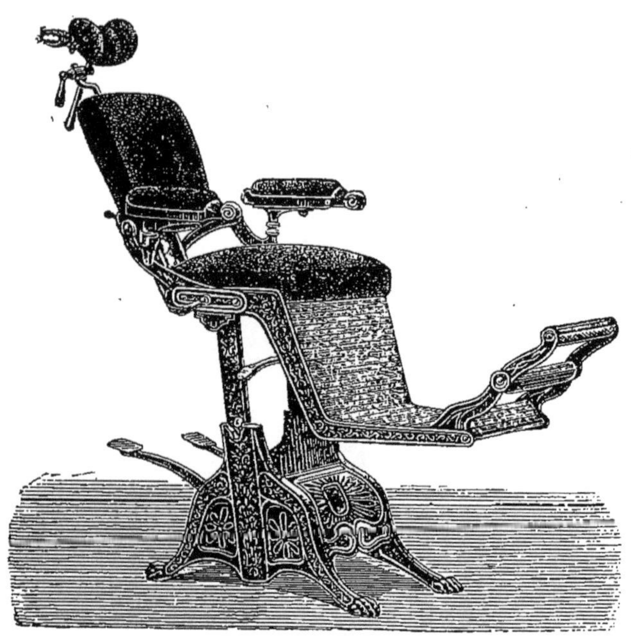

Fig. 1.

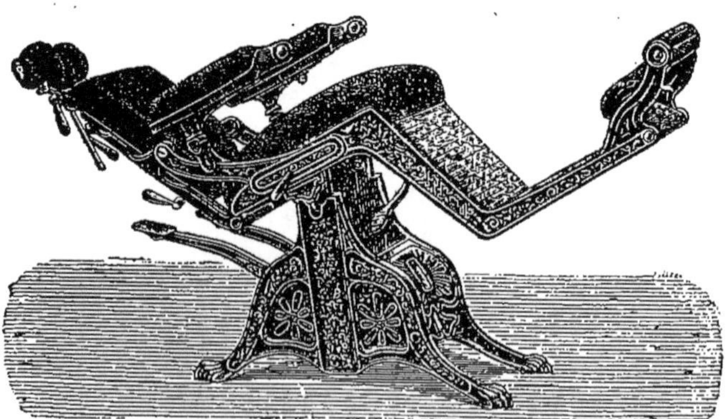

Fig. 2.

Prix. . . . . 615 »

FAUTEUIL N° XXVIII

MODÈLE ENTIÈREMENT NOUVEAU

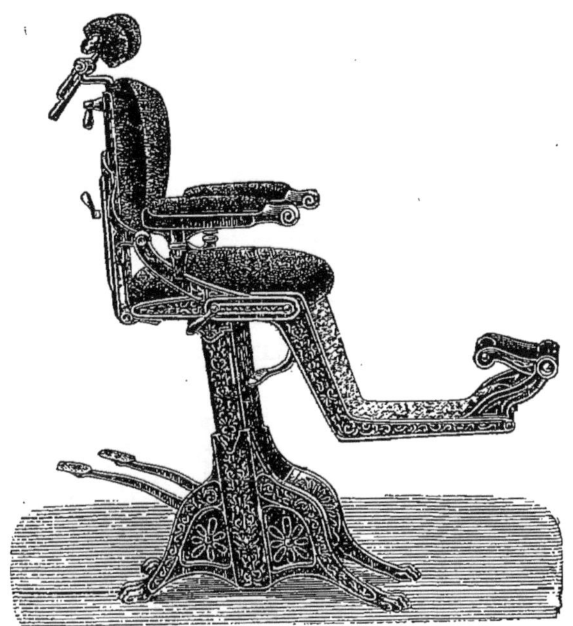

Fig. 3.

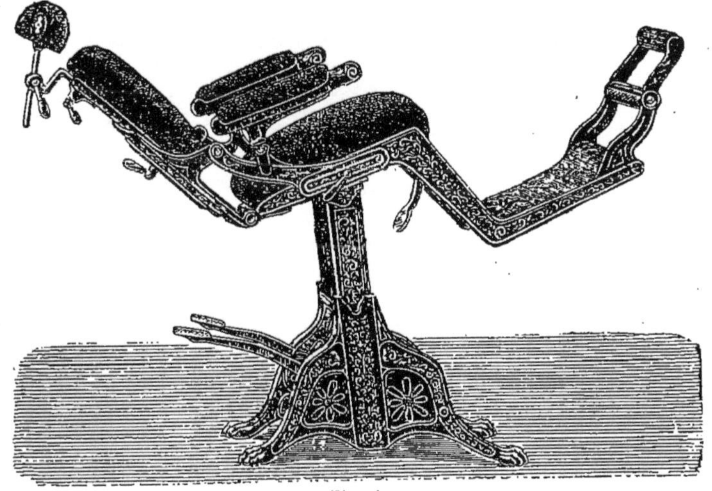

Fig. 4.

Prix. . . . . 615 »

FAUTEUIL DE C. ASH & FILS

N° XXV

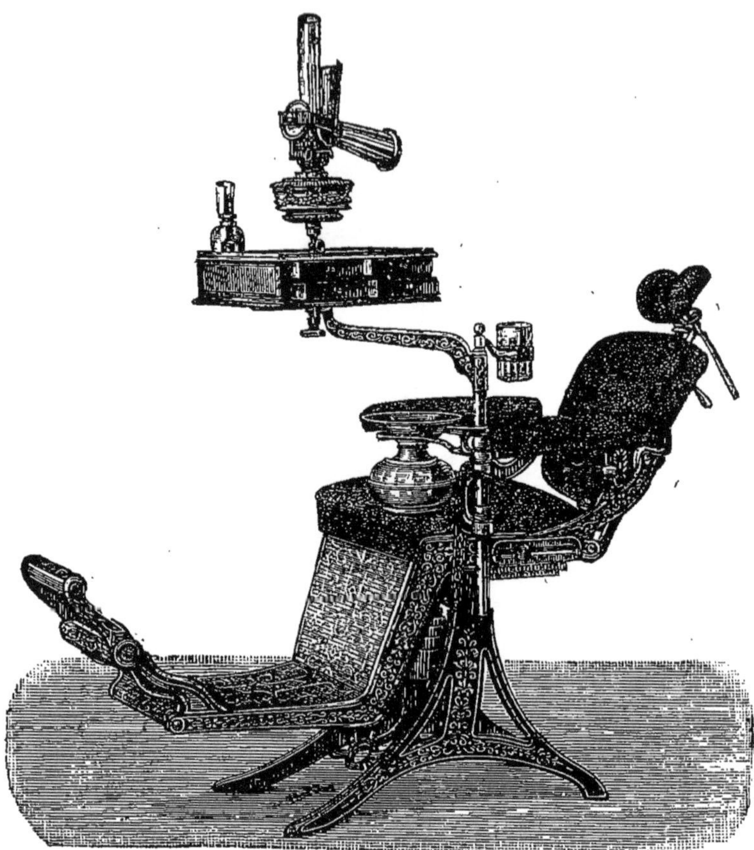

Ce fauteuil possède des avantages tellement pratiques, qu'il se recommande à tous. Le siège monte et descend à l'aide d'une manivelle; un fort ressort placé sous le siège en facilite le mouvement

	Fr.	C.
Prix, recouvert grenat ou vert.	425	»
— avec crachoir et porte-crachoir	490	»
— avec tablette de Allan complète	550	»
— — — et réflecteur . . .	600	»

Emballage non compris.

Livré en Europe franco de port et de douane.

FAUTEUIL DE C. ASH & FILS

N° XXIII

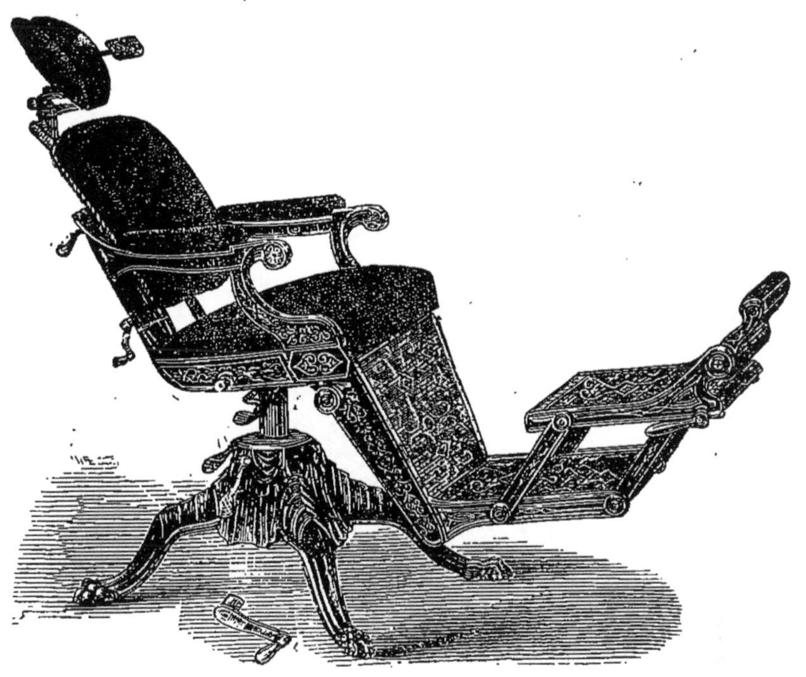

Ce fauteuil, dont les mouvements sont combinés de plusieurs systèmes, contient tous les mouvements. Il monte et descend à l'aide d'une manivelle; le dossier est mobile et la têtière peut être fixée dans n'importe quelle position.

	Fr.	C.
Prix.	590	»

Emballage non compris.

Sauf avis contraire, nous livrons ce fauteuil avec la têtière du fauteuil n° XXVI, qui est d'une forme plus récente.

Livré en Europe franco de port et de douane.

FAUTEUIL N° XXVII

MODÈLE DE C. ASH ET FILS

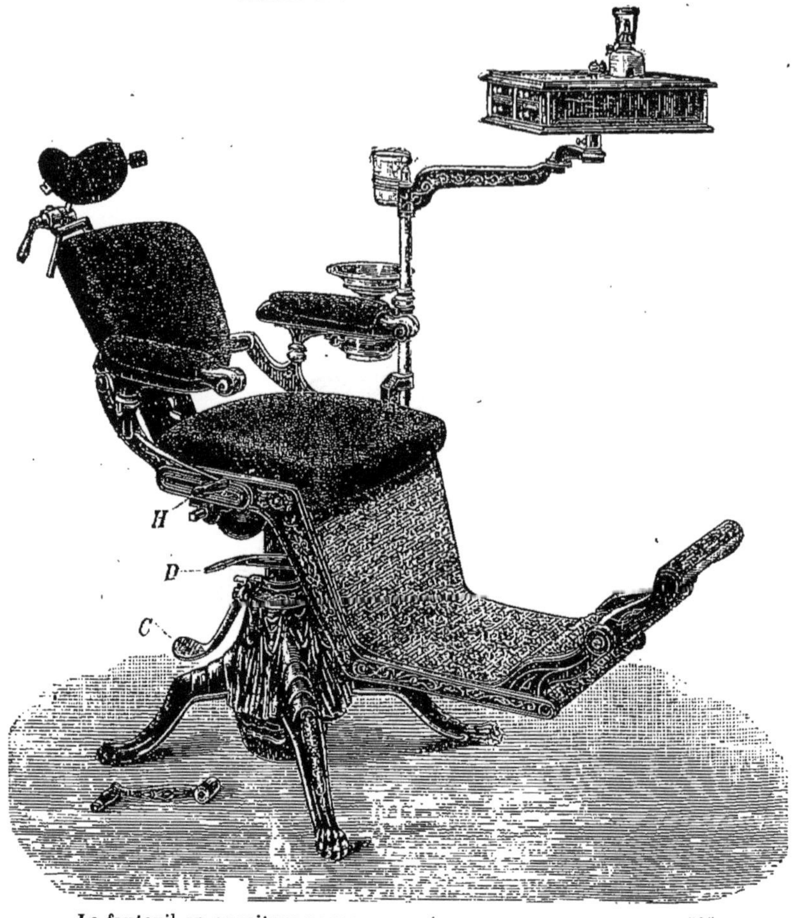

Le fauteuil en garniture rouge ou verte.	535 »
Avec support pour crachoir et verre y compris crachoir nickelé . . . . en plus	35 »
Avec support complet, tablette d'Allan, lampe verre, crachoir, etc. Voir catalogue, pages 53 et 61. en plus.	150 »
Avec tablette simple . . . . »	115 »
Avec tablette de Holmes. . . . . »	199 »
Siège canné pour enfant. . . . . »	25 »

Le levier C permet de faire pivoter tout le fauteuil sur lui-même.

La pédale D laisse le fauteuil se renverser en arrière dans cinq positions-différentes.

Le levier H est pour le mouvement en avant et en arrière du dossier seulement, y ompris les bras.

Emballage non compris. Livré en Europe franco de port et de douane.

FAUTEUIL N° XXVII

MODÈLE DE C. ASH ET FILS

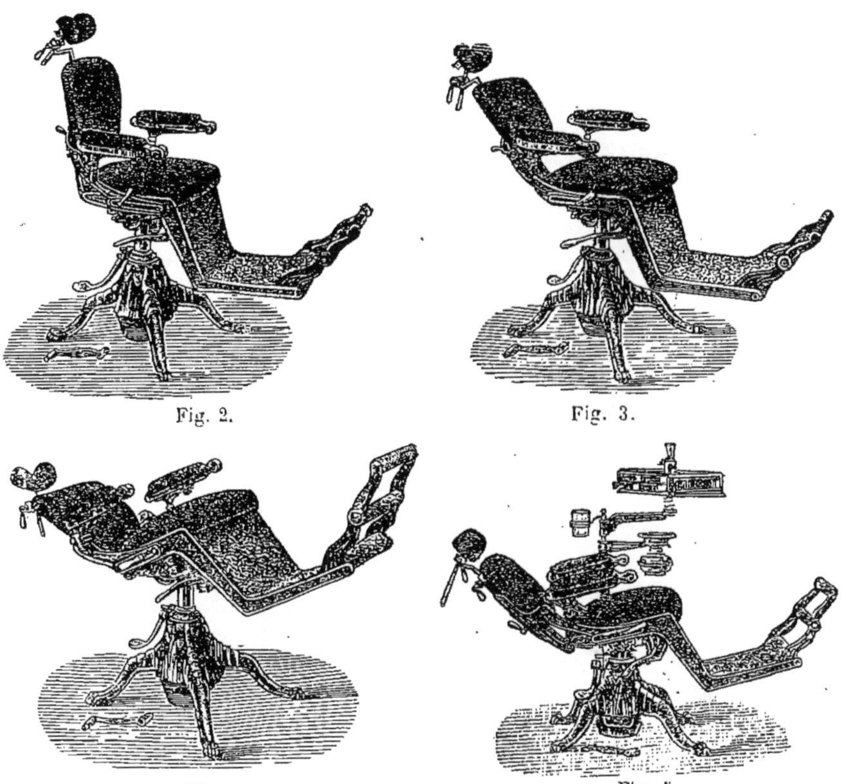

Fig. 2. Fig. 3.

Fig. 4. Fig. 5.

Ce fauteuil réunit les avantages de tous ceux reconnus du meilleur système, et son mécanisme est très simple ; mais la variété des mouvements qu'il possède le placent au-dessus de tous les modèles existants.

La garniture est du meilleur style et les parties polies sont nickelées.

Le mécanisme est très durable quoique permettant tous les mouvements. Les bras peuvent s'enlever et être remplacés par un siège spécial pour enfant.

L'appui-tête se manœuvre avec un levier et peut prendre toutes les positions requises.

Hauteur minimum du siège.	53 cm.
— maximum —	80 cm.
— maximum de la têtière.	140 cm.
— minimum —	113 cm.
— (position horizontale de la têtière).	55 cm.

FAUTEUIL DE C. ASH & FILS

N° XXVI

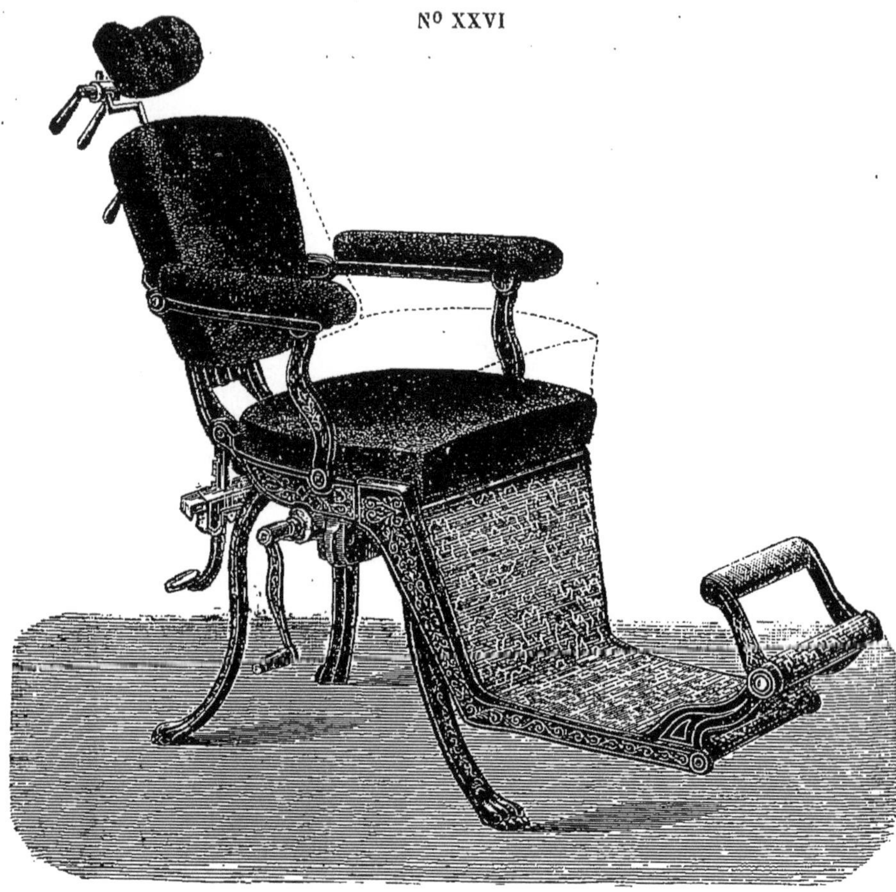

Largeur du siège, 51 cent. Position la plus élevée, 63 cent.
basse, 51 —

Ce fauteuil se recommande spécialement pour son prix, qui est plus bas que n'importe quel fauteuil en fer présenté à MM. les dentistes jusqu'à ce jour. Il est solide et bien fait, et facile à employer. Il est garni en velours vert et est joli d'apparence, le marche-pied étant tapissé et les parties voyantes nickelées.

L'appui-tête, qui est de la forme la plus commode, peut être placé dans n'importe quelle position.

Le dossier, qui a un mouvement à crémaillère, peut reculer et avancer, la partie inférieure pouvant être projetée en avant.

Le siège monte et descend ainsi que l'indiquent les points sur la gravure.

	Fr.	C.
Prix.	325	»

Emballage non compris. Livré en Europe franco de port et de douane

FAUTEUIL D'HOPITAL

MODÈLE ANGLAIS

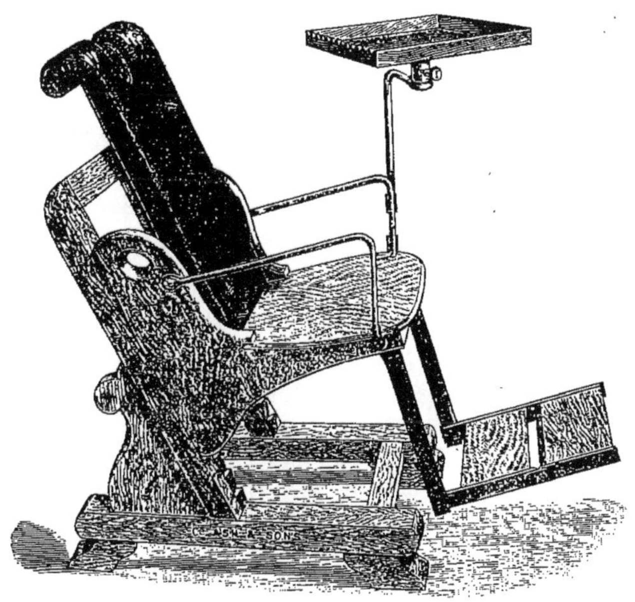

Ce fauteuil est employé à l'hôpital dentaire de Londres. Il est solidement fait en bois poli, le dossier couvert en maroquin; il est bien adapté aux usages multiples d'une institution publique.

Il a un marchepied pliant et, ainsi que l'indique la figure ci-dessus, une tablette en chêne.

Le corps du fauteuil monte et descend à volonté, et un levier placé derrière le fauteuil arrête le mouvement au cran voulu.

Le dossier fait d'une seule pièce avec la têtière peut monter et descendre et peut s'adapter à toutes les tailles des nombreuses personnes qui en font usage.

Prix du fauteuil complet. . . . . . . 265 francs.

Emballage non compris.

FAUTEUIL D'HOPITAL

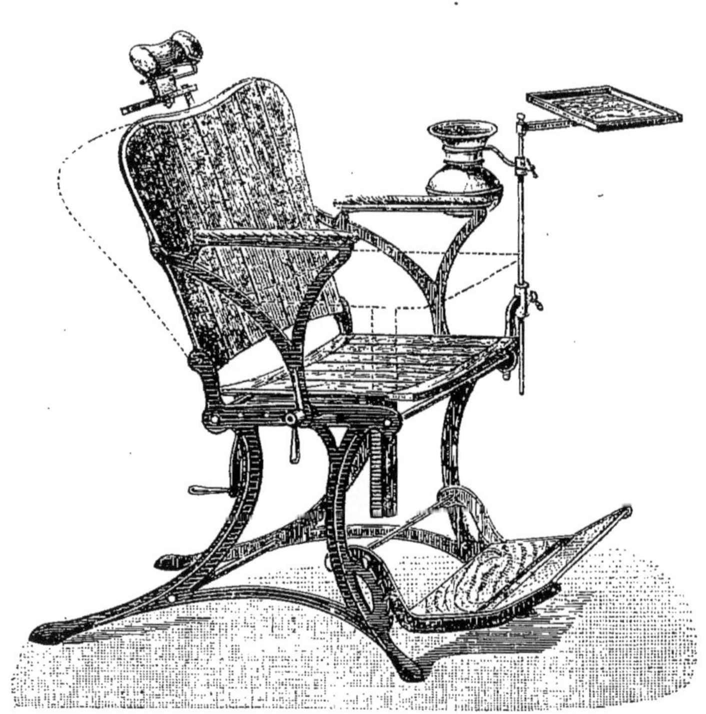

PRIX

	Fr.	C
Nouveau modèle, le siège se relevant avec mouvement à crémaillère et avec tabouret mobile	200	»
Id. rembourré	250	»

Emballage non compris.

FAUTEUIL DE WILKERSON AMÉRICAIN

DE S. S. WHITE.

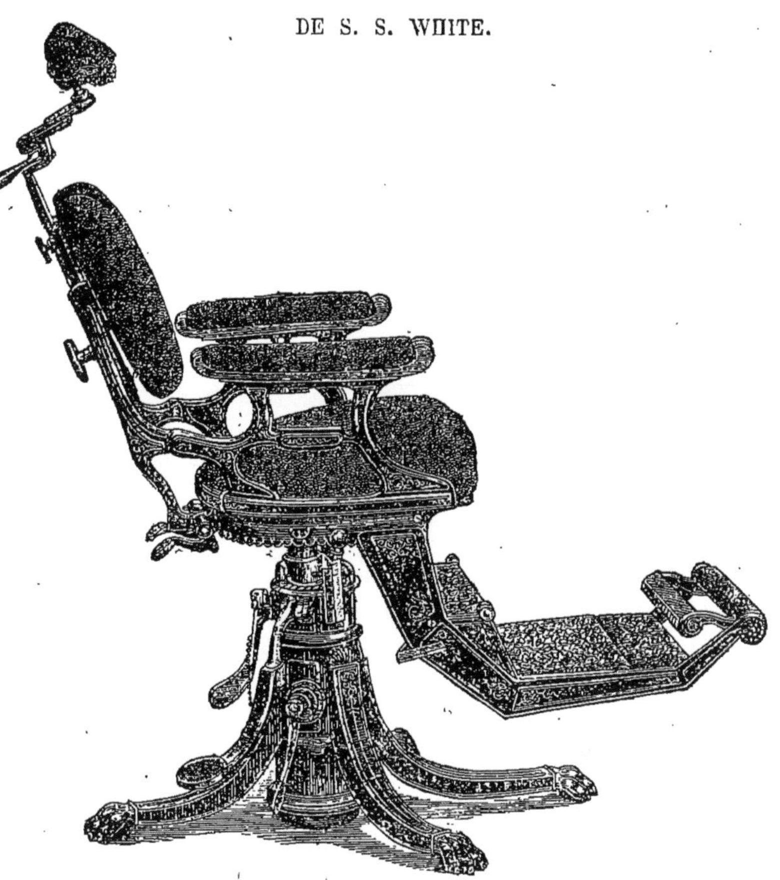

La figure ci-dessus représente très exactement ce fauteuil avec tous les plus récents perfectionnements, surtout pour le dossier et l'appui-tête. Il peut être employé par un opérateur travaillant avec la main droite ou la main gauche, étant construit de manière à ce que l'on puisse commander les principaux mouvements de chaque côté.

	Fr.	C.
Fauteuil américain recouvert grenat ou vert	950	»
Tablette porte-instruments, avec lampe et crachoir . .	165	»
— — avec tablette de "Holmes".	290	»
— — — de "Allan" .	190	»
Porte-crachoir se fixant au fauteuil.	30	»
Crachoir s'adaptant au porte-crachoir	30	»

Emballage non compris.

TEXT BOOKS

Used at the Dental Hospital of London.

BLOXAM AND HUNTINGTON. — METALS, THEIR PROPERTIES AND TREATMENT. By C. L. Bloxam, Professor of Chemistry in King's College, London.

Price . . . . . . **5s.**

BRYANT. — A MANUAL for the PRACTICE OF SURGERY. By Thomas Bryant, F.R.C.S., Senior Surgeon to, and Lecturer on Surgery at Guy's Hospital. Fourth Edition, with 750 Illustrations (many being coloured), and including Six Chromo-Lithograph Plates, especially drawn for this edition. Two volumes, 1520 pages, crown 8 vo.

Price . . . . . . **32s.**

GRAY. — ANATOMY, DESCRIPTIVE AND SURGICAL. By Henry Gray, F.R.S., late Lecturer on Anatomy at St. George's Hospital.

Price . . . . . . **36s.**

HUXLEY. — LESSONS IN ELEMENTARY PHYSIOLOGY. By Thomas H. Huxley, L.L.D., President of the Royal Society. Revised Edition (1885), with 113 Illustrations. 370 pp. and Index.

Price. . . . . **4s. 6d.**

TOMES. — A MANUAL OF DENTAL SURGERY. By Sir John Tomes, M.R.C.S., F.R.S., etc., and Charles S. Tomes, M.A., M.R.C.S., F.R.S., etc. Third Edition, revised and enlarged, with 229 Engravings, 772 pp. and Index, crown 8 vo.

Price . . . . **15s.**

TOMES. — A MANUAL OF DENTAL ANATOMY, HUMAN AND COMPARATIVE. By Charles S. Tomes, M.A., M.R.C.S., F.R.S., etc., late Lecturer on Anatomy and Physiology at the Dental Hospital of London. Second Edition. With 191 Engravings, 440 pages, crown 8 vo.

Price. . . . . . **12s. 6d.**

En vente chez C. ASH et Fils, 22, rue du 4 Septembre, Paris.

BOOKS

AMERICAN SYSTEM OF DENTISTRY, The. In Treatises by various Authors. Edited by WILBUR. F. LITCH, M.D., D.D.S., Professor of Prosthetic Dentistry, etc., in the Pennsylvania College of Dental Surgery, Philadelphia.

In three volumes as under:

VOLUME I. Regional and Comparative Dental Anatomy ; Dental Histology and Dental Pathology. With 537 Illustrations and 6 Plates. Royal octavo, pp. 1010 and Index.

VOLUME II. Operative an Prosthetic Dentistry, with 1035 Illustrations and 3 Plates, pp. 1100 and Index.

VOLUME III. Anæsthesia and Anæsthetics; Physiology of Digestion, Voice and Speech ; Associate Dental and Oral Pathology ; Oral Surgery ; Eruption of the Teeth ; Materia Medica and Therapeutics ; Metallurgy ; and Jurisprudence. With 301 Illustrations, pp. 1024 and Index.

FOR SALE BY SUBSCRIPTION ONLY

Price, per set of three volumes, Coth.	.. ..	72s.	net.
» »	Leather	84	»
» »	Half Morocco, gilt top.	96	»

ESSIG. — DENTAL METALLURGY. By CHARLES ESSIG, M.D., D.D.S, Professor of Mechanical Dentistry and Metallurgy in the University of Pennsylvania, Dental Department.

Second Edition, revised and enlarged, cloth 8vo. 7s.

MITCHELL. — THE DENTIST'S MANUAL OF SPECIAL CHEMISTRY. By CLIFFORD MITCHELL, (A. B. Harv) M. D. 252 pages and Index. Price .. .. .. 10 s.

RYMER. — NOTE-BOOK FOR DENTAL STUDENTS (Dental Anatomy and Physiology). By JAMES RYMER, L. D. S. Eng., M. R. C. S. Foolscap 8vo., cloth, 63 pages and Index .. 2 s.

TALBOT. — IRREGULARITES OF THE TEETH AND THEIR TREATMENT. By EUGENE S. TALBOT, M. D., D. D. S., Professor of Dental Surgery in the Woman's Medical College, Lecturer on Dental Pathology and Surgery in the Rush Medical College, Chicago.

With 152 Illustrations, 160 pp. and Index .. .. 10 s.

WHITE. — A MANUAL of ELEMENTARY MICROSCOCAL MANIPULATION FOR THE USE OF AMATEURS. By T. CHARTERS WHITE, M. R. C. S., L. D. S., late President of the Queckett Microscopical Club.

Foolscap 8vo., 7 Illustrations, 104 pages and index .. .. 2s. 6d.

« This little book is likely to be useful to many dental Students who are anxious to acquire some knowledge of general microscopy... It will indicate to the student the wide range of studies which his instrument is capable of opening out for him, and create a desire for en acquaintance with some more advanced text-book on the subject.» — *The Journal of the British Dental Association.*

SOUS PRESSE

PARAITRA PROCHAINEMENT :

LÉSIONS ET MALADIES DES MACHOIRES

PAR

CHRISTOPHER HEATH F. K. C. S.

Professeur de clinique chirurgicale à University College,

Chirurgien de University college Hospital,

Chirurgien consultant de l'hôpital dentaire de Londres.

TRADUCTION

DU Dr. G. DARIN

POUDRES DENTIFRICES

(DE C. ASH ET FILS)

Nº 1	Nº 2	Nº 3
Racine d'iris en poudre. Os de seiche pulvérisé. Alun en poudre. Huile de bergamote.	Racine d'iris en poudre. Craie précipitée. Essence de roses. Huile de bergamote.	Racine d'iris en poudre. Os de seiche pulvérisé. Craie précipitée. Huile de bergamote.

Ces poudres sont préparées avec le plus grand soin; les ingrédients qui les composent sont parfaitement pulvérisés et mélangés. Ces ingrédients sont de première qualité et sont fortement recommandés.

Nº 1, fine, parfumée avec de l'huile de bermagote.
— 2, moyenne, — — et essence de roses
— 3, grosse, — —

Ces poudres se livrent en boîtes de fer-blanc soudées. La livre. 5 »

Poudres dentifrices de S. S. White, nº 1. La livre. 8 »
— — — nº 2. — 5 »
Tablettes (composition dentifrice du Dr Lyons), en boîtes. . . . . La douz. 22 50

SAVON DENTIFRICE

(Nouvelle préparation, fabrication française.)

Ce savon est composé des produits les plus purs, et possède toutes les qualités détergentes, anti acides, toniques, stimulantes que l'on peut désirer dans un bon dentifrice.

Se fait parfumé au Wintergreen et à la menthe.

Nous sommes heureux d'informer nos clients que par suite de la grande vente de ces savons nous avons pu en diminuer le prix : En boîtes de verre opale, et carton.

Prix : au lieu de 15 francs, 12 francs la douzaine.

SAVONS EN BOITES DE CARTON SEULEMENT :
Prix : au lieu de 12 francs : 10 francs la douzaine :

Prière de dire s'il faut livrer avec étiquettes françaises ou américaines.

SAVONS DE OSCAR SUTTON

En boîtes de verre.	chaque.	2 50	La douz.	25 »
— de métal.	—	1 25	—	12 »

SAVONS DE S. S. WHITE

Savons à la menthe.	La douz.	12 »
— Wintergreen	—	12 »
— à la rose.	—	15 »

IMPRIMERIE PAUL BOUSREZ, RUE DE LUCÉ, 5, TOURS.

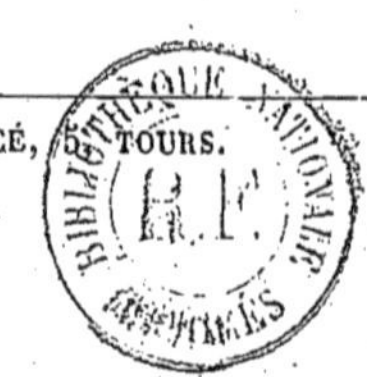

PROTOXYDE D'AZOTE LIQUIDE

(BOITE PORTATIVE AVEC ACCESSOIRES)

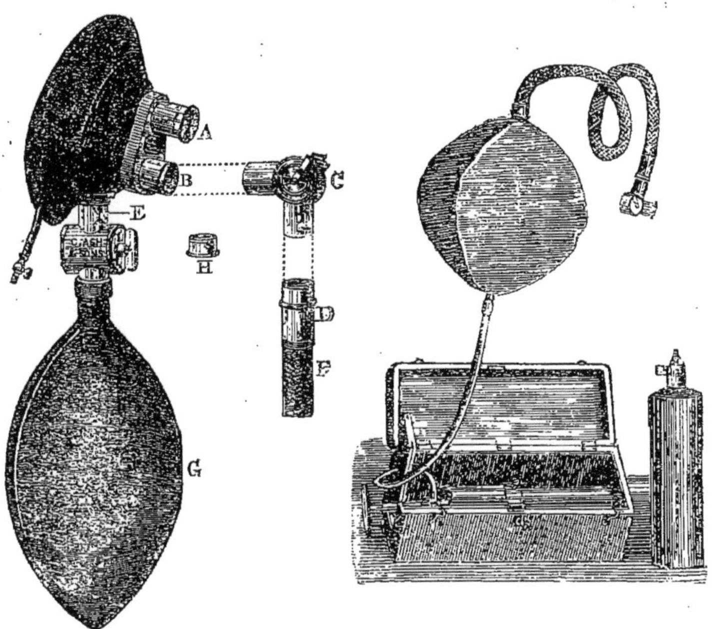

Comprenant :	Fr.	C.
Une bouteille en fer contenant 450 litres de gaz liquide	70	»
Sac de Cattlin contenant environ 14 litres avec joint et monture en cuivre.	27	»
2 embouchures, une grande et une moyenne ou petite.	60	»
Sac supplémentaire avec robinet pour économiser, etc.	15	»
Double robinet reliant le sac de Cattlin à l'embouchure C. . . .	11	»
Jeu de baillons (M. Mc. Adam) 3 longueurs . . . 6 fr. 50 chaque.	19	50
Boite maroquinerie (0m42 sur 0m17) pour contenir les articles ci-dessus avec serrure.	20	«
L'appareil complet. . .	222	50

	Fr.	C.
L'appareil complet avec bouteille de 225 litres.	197	50
Remplissage de bouteilles 450 litres.	20	»
— — 225 —	10	»

NOTA. — Les Boîtes ne sont faites que pour des bouteilles de 450 ou 225 litres. L'appareil peut être varié comme accessoires.

IMPRIMERIE PAUL BOUSREZ, RUE DE LUCÉ, 5, TOURS

www.ingramcontent.com/pod-product-compliance
Ingram Content Group UK Ltd.
Pitfield, Milton Keynes, MK11 3LW, UK
UKHW020355180726
13839UKWH00003B/1109

9 782329 140087